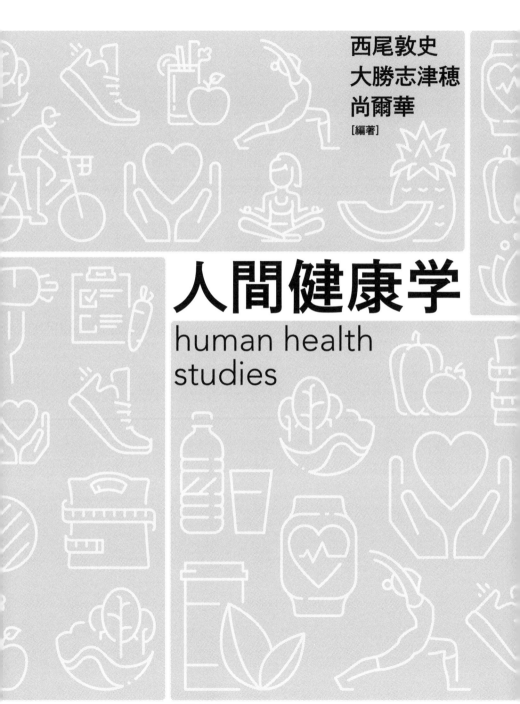

西尾敦史
大勝志津穂
尚爾華
[編著]

人間健康学

human health
studies

唯学書房

まえがき

　本書は、愛知東邦大学人間健康学部に入学した学生を対象とした基礎科目「人間健康学」の授業用に編んだテキストであり、「生涯学習する教師」（第18章）すなわち、ファカルティ（学部の教員）が分担し執筆しました。学部名称でもある「人間健康学」という学問領域を確立することを併せて目的として刊行したものです。

　学部における4年間の学びをスタートさせるその導入部分にあたって、人間存在についての理解、その健康の増進について興味関心を高める多角的な視座を提供したい、その内容は学生のみならず、人間の健康とその理念・価値に関心を寄せるすべての方がたにとっても、新たな地平や展望が拓けるような内容にできたらと願い、編集いたしました。

　本書の構成は、1948年のWHO憲章に謳われた「健康」を基本にしています。

　すなわち「健康とは、完全な肉体的、精神的及び社会的福祉の状態であり、単に疾病又は病弱の存在しないことではない」というものです。「福祉の」の部分の原語は "well-being"（ウェルビーイング）ですが、これは「幸福」、「安寧」、「福利」、「権利」とも訳される概念です。この憲章は、「健康」が、人間が生きる上で欠かすことのできない基本的な人権であり、平和と安全を達成するための基礎であるとも謳っているのです。

　本書は、この定義に基づいて、第1部は「福祉と健康」として、社会的（ソーシャル）な側面からの健康の理解を深める内容を、第2部は「身体活動とウェルネス」として、主として身体的（フィジカル）な側面からの健康スポーツ科学を、第3部は「心理と教育」として、こころの健康の視点から、教育・学習・発達・認知、メンタルヘルス等を学ぶ内容を納め、構成しています。3部はそれぞれ異なる学問分野なのかといえば、その領域は当然のことながら、相互に浸透し合っています。

　例えば、ジェンダー（gender）とは、生物学的な性別（sex）に対して、社会的・文化的につくられる性別のことを指します。「料理は女がやるもの」という考

え方は社会的につくられる私たちの意識です。スポーツにおいても「サッカーは男子がするもの」という考え方が主流の社会では女子サッカーの発展は望めません。身体活動であるスポーツに対しても社会の中の位置づけや機能抜きには考えることができないのです。そのスポーツのパフォーマンスを高めるためには、人間の身体の構造や運動生理学的なメカニズムの理解、それを助ける栄養と食事の質、プレッシャーを克服する心理学、競技をとりまく社会環境など、多くの要素が関係してきます。単一の視点だけではなく、学際的に、分野横断的な知的アプローチと、人間の生涯の発達という軸をとおして学びを深められることが大切だと考えています。

　しかしながら、本書によって「人間健康学」の包括的な確立が達成されたかといえば、まだまだ発展途上の段階であることは否めません。第2章にあるように、「人間」を対象とする、「人間」のあり方を探求する学問、人文諸科学は近代になって誕生するわけですが、それは近代に「人間」という概念が出現したから可能になったものです。「健康」という概念も実体概念ではなく、めざすべき理念であり、目的概念であるために、歴史や文化によって変化してきました。「人間健康学」は、これまでの学問を再構築し、その領域に、人類史的な視点、いのちと生命倫理、経済や社会保障、科学技術、自然環境などを加え、さらなる学際化と統合化によって、新たな価値を創造することが必要になると考えられます。

　今日の社会の、またこれからの21世紀の中盤から後半に向けて予想される、地球規模の気候変動、エネルギー問題、少子高齢社会と人口減少、コミュニティの衰退などの社会の変動、グローバル化する金融と経済、持続可能な社会環境づくり、人間の安全保障など、対応が迫られ知的な挑戦が求められる課題が山積しているといえます。

　今日の、またこれからの地球社会における、これらの課題に対する学術的挑戦において、本書が提起する「人間健康学」が問題発見と解決の手がかりを提供してくれるような、知的で柔軟な能力発揮のガイド役を果たすことができることを願っています。

　人間社会は、働きかけによって変えることができる、可変であると思います。未来の人間社会を創っていくのは、私たちと次の世代のみなさんです。新しい価値の創造のヒントを本書「人間健康学」から手に入れることができる

はずです。

　ぜひ、手にとっていただき、社会生活のノートブックとして、また未来への羅針盤として携えていただけるとさいわいです。

2023年2月

愛知東邦大学人間健康学部
学部長　西尾敦史

目次

まえがき　iii

第1部　福祉と健康　001

第1章　自分自身の人生をデザインする　003

- **I** スウェーデンの中学の教科書から　003
- **II** 人間の3世代モデル　007
- **III** コミュニティで学び成長する
  ─正統的周辺参加（LPP）と実践コミュニティ─　013
- **IV** 「公共私」の協働で、コミュニティの文化をつくる　014

第2章　人間学のスピンオフ
─厄介なる主体のエピステーメー─　017

- **I** 主体の不在　017
- **II** エピステーメー　018
- **III** 主体の系譜　021
- **IV** ポスト構造主義　025
- **V** 主体のエピステーメー　027

第3章　福祉と防災　030

- **I** はじめに　030
- **II** 国の避難行動要支援者への対応の変遷　031
- **III** 避難行動要支援者の個別避難計画について　032
- **IV** 個別避難計画の具体例　034
- **V** これからの個別避難計画の策定について　035
- **VI** まとめ　037

第4章　障害のある人とともに暮らす社会 039

- **Ⅰ** はじめに　039
- **Ⅱ** 障害とは　039
- **Ⅲ** 障害者福祉の基本理念　040
- **Ⅳ** 障害の捉え方　044
- **Ⅴ** 障壁・バリアへの対処　046
- **Ⅵ** 最後に　048

第5章　日本の健康問題について考える
―健康とは何か、健康の意義―　050

- **Ⅰ** はじめに　050
- **Ⅱ** 少子高齢化と健康問題　050
- **Ⅲ** 健康の意味　052
- **Ⅳ** 健康と日本人の健康観の歴史　054
- **Ⅴ** 健康問題の現状　056
- **Ⅵ** 生活習慣病の予防　059
- **Ⅶ** ヘルスリテラシーとは何か　060
- **Ⅷ** 健康の意義　061

第6章　医薬品の有効利用・薬物乱用と健康影響 063

- **Ⅰ** はじめに　063
- **Ⅱ** セルフメディケーションと医薬品　064
- **Ⅲ** 薬物乱用（喫煙、飲酒を含む）と健康被害　068
- **Ⅳ** おわりに　072

第7章　健康を支える食生活と栄養 074

- **Ⅰ** はじめに　074
- **Ⅱ** 食事と栄養素の基本知識　074
- **Ⅲ** 健康と栄養―食事で病気の予防と治療―　079
- **Ⅳ** 子どもの栄養―成長期に適切な栄養補給―　081

Ⅴ 食の安全 083

Ⅵ 世界の食卓─科学的な研究が裏付ける健康に良い食事─ 084

Ⅶ 最後に─知識を今後に活かしましょう!─ 084

第2部 身体活動とウェルネス 087

第8章 スポーツとジェンダー 089

Ⅰ 性別二元論とスポーツ 089

Ⅱ 体育・スポーツにおけるジェンダー差 091

Ⅲ 多様な性とスポーツ 093

Ⅳ スポーツにおけるジェンダー平等を目指して 100

Ⅴ より深い学びのために 101

第9章 レベルアップに必要な諸要素
─大学生活を通じて競技者としても、人としても成長するために─ 105

Ⅰ 目標設定と行動計画 105

Ⅱ 心と体を磨く 110

第10章 ラジオ体操の有用性 118

Ⅰ はじめに 118

Ⅱ ラジオ体操の沿革と現状 119

Ⅲ ラジオ体操第1及び第2の説明と指導ポイント 119

Ⅳ 大学生におけるラジオ体操の効果(実践研究) 121

Ⅴ 最後に 126

第11章 体温調節と運動・スポーツ 128

Ⅰ はじめに 128

Ⅱ 体温 128

Ⅲ 暑熱環境 130

Ⅳ 水分補給 132

Ⅴ 身体冷却 134

第12章 運動を測定し定量的に評価する 138

Ⅰ 運動やスポーツの評価 138

Ⅱ 定量的に運動を捉え評価する 139

Ⅲ 定量的な測定からスポーツを分析する 140

Ⅳ 定量的な分析から種目特性を捉えて実践する 143

Ⅴ 最後に 146

第13章 ストレングス&コンディショニングという学問 148

Ⅰ スポーツトレーナーとは? 148

Ⅱ 専門分野について 149

Ⅲ S&Cとは? 150

Ⅳ 現代のS&Cコーチおよび
パーソナルトレーナーに求められるもの 151

Ⅴ 継続教育活動について 152

Ⅵ これからのS&Cコーチおよび
パーソナルトレーナーに求められる能力 154

Ⅶ まとめ 155

第3部 心理と教育 157

第14章 心と体の健康を支える「学習」 159

Ⅰ はじめに
―学習することで、心と体をより健康に、人生をより豊かに― 159

Ⅱ どのようにして学習されるの?―学習の成立過程― 159

Ⅲ やる気を出すにはどのような方法があるの?―動機づけ― 164

Ⅳ 最高のパフォーマンスをするには?―最適挑戦― 166

Ⅴ 最後に 167

第15章 スポーツとあがり 169

Ⅰ はじめに 169

Ⅱ 「あがり」とは 169

Ⅲ 逆U字理論 171

Ⅳ スポーツ現場での心理テストの活用 174

Ⅴ 最後に 177

第16章 臨床心理学とメンタルヘルス 178

Ⅰ 心理学の中の臨床心理学 178

Ⅱ 臨床心理学と周辺学問への理解 180

Ⅲ メンタルヘルスのサポート（心理支援） 185

Ⅳ メンタルヘルスの将来 187

第17章 「人さまざま」な私たちが抱える 心理的課題とその支援 189

Ⅰ はじめに 189

Ⅱ 「人さまざま」な私たち 189

Ⅲ 「人さまざま」な心がもたらす障害 192

Ⅳ 「人さまざま」な困難とその支援 194

Ⅴ 終わりに 197

第18章 豊かな学びを保障する教育を目指して 200

Ⅰ はじめに―持続可能な社会と学校教育― 200

Ⅱ 「すべての人」の権利としての教育 200

Ⅲ 「質の高い教育」を支える教育方法の学 202

Ⅳ おわりに―「生涯学習」する教師― 209

第1部

福祉と健康

第1章

自分自身の人生をデザインする

■ スウェーデンの中学の教科書から

　スウェーデンの中学の教科書を見たことがありますか。「あなた自身の社会」というサブタイトルがついています。日本でも1994年に翻訳されて、この種の本としては、かなり多くの人に読まれました。スウェーデンでは中学から福祉のことを勉強するのですが、その最初の部分に、つぎのように書かれています。

　　あなたは、およそ14年前に生まれました。
　　もうすぐ義務教育の学校を修了します。あなたは家を出て、自分自身の人生をつくります。
　　あなたの前途には、およそ40年の労働の人生が待っています。
　　きっと、自分自身の子どものいる家庭をもって…。
　　50年たてば、あなたは年金者です。
　　スウェーデンで成長し、生活し、働き、老人になるとはどういうことでしょう。
　　人々が可能な限り幸せであるために、社会は何をしてくれているでしょう。
　　子どもや家族のために、病人や障害者のために、
　　失業者や老人のために、何が用意されているでしょう。

　この問いかけの「スウェーデン」を「日本」「愛知」「名古屋」に置き換えて、そこで成長し、生活し、働き、そして老人になるとはどういうことなのだろう、と考えてみるとどうでしょうか。

　教科書には、2枚の絵が載っています。19世紀につくられた家具に描かれた絵です。1枚は、10歳刻みで階段を上り、50歳が頂上、そこから10年刻みで階段を下りてくるイメージ、もう1枚は、やはり10歳刻みの階段を上り、100歳までいくと天国に行くようなイメージです。あなたにとって、人生はどちらのイメージに近いでしょうか。

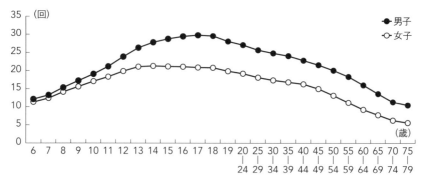

図1-1 ── 加齢に伴う〇〇〇の変化

（出所）スポーツ庁（2018）p.10、図1-2「加齢に伴う上体起こしの変化」。

❶ 身体能力の生涯曲線

まず、身体能力の面から考えてみます。

図1-1のグラフは何を表していますか。横軸が年齢で、縦軸が回数です。ヒントは、ある体力テスト種目の全国平均の結果です。

これは腹筋です。正式には「上体起こし」といいますが、30秒で何回できるかです。

グラフを見ると、意外に早い年代でピークが来ます。女子は13〜14歳で、男子でも18〜19歳がピークになり、あとは坂を下っていきます。

このデータは6歳から79歳までしかありませんが、それでは、これを左右に伸ばしてみるとどういうことになるでしょうか。もちろん80歳を過ぎても、90歳を過ぎても腹筋ができる人がいるかもしれません。反対側に6歳から0歳の方に行くとどうなるでしょう。人間の赤ちゃんというのは、何歳ぐらいから腹筋ができるようになるのでしょうか。少なくとも0歳の赤ちゃんには無理ですね。

運動能力もさまざまです。パワーが必要なもの、バランスが必要なもの、持久力、俊敏性が必要なものなどいろいろありますが、ただ、このように成長と共に能力を発達させて、しかし年齢と共に次第に衰えてくるというのは人間にとって避けられないことではないでしょうか。

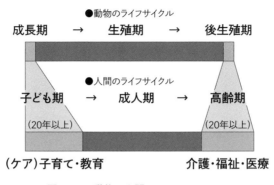

図1-2 ── 動物と人間のライフサイクル

（出所）広井（2000）より筆者作成。

❷ 動物のライフサイクル、人間のライフサイクル

　これを動物と比較してみるとどんなことがいえるのでしょうか（図1-2）。

　動物のライフサイクルというのは、子どもを産むことができる生殖期になるまでの成長期が非常に短い。馬の出産シーンなどを見ると、生まれ落ちてから立ち上がるまで、折りたたまれた脚を一生懸命動かして、30分ぐらいしたら立ち上がって、1時間ぐらいで歩きはじめたかと思うと、しばらくすると走りだしている、そのぐらい成長が早い。子どもを産むことができるようになるまでの成長期が非常に短いのです。

　そして生殖の役目を終えると、後生殖期といいますが、その期間も非常に短い。鮭が自分のふるさとの川に戻ってきて、卵を産んだら自分の役目はもう終えたという感じで命が尽きる場面を見ることがあります。このように動物のライフサイクルにおいては、成長期と後生殖期はきわめて短いのです。

　このサイクルを人間にあてはめてみると、人間は成長期が非常に長く、後生殖期、すなわち高齢の期間もとても長くないでしょうか。成人式は20歳ですから、それまでは成長期と考えると、20年はとても長い時間です。人口統計に使われる「生産年齢人口」は、15歳から64歳までですが、スウェーデンの中学の教科書の「およそ40年の労働の人生が待っています」から、およそ40年と考えてみます。高齢期も、平均寿命の延びによってこれも非常に長くなって、20年以上になっています。

動物の成長が早い理由、例えばシマウマが早く走りださなければいけないのはなぜでしょうか。それは、ライオンなどに食べられたりしないように、自分の命は自分で守っていかなければならないから。早く走れるようになることは生存の条件でもあるわけです。では人間はどうなのでしょう。ライオンに食べられる心配もなく、20年かけてゆっくり成長していく。赤ちゃんは、ようやく立って歩きはじめるまで1年以上かかります。そういう弱い状態、成長の途上にある状態が非常に長く、高齢になってからもとても長い。これはなぜでしょうか。仮に人生80年として、はじめの20年とおわりの20年は、自立して自力で生活していけるのではなくて、何らかの助けが必要な時期といえます。子ども期は、子育てや教育が必要な時期です。高齢期は、介護や福祉や医療が必要な時期です。これらの生命としての脆弱な時期が人生の半分以上あるということは人間のライフサイクルの特徴なのです。

　それでは人間は、その時期に必要な子育てや介護というケアを誰からも教わらずに、本能的にできるようになるのでしょうか。

　人間というのは、遺伝子の中に自立・自助が組み込まれているのではなくて、それを集団が支えていく、お互いに助け合っていくという行動様式を人間社会がつくり出してきた。それを受け継いで、つぎの世代に伝えて、つないでいくということを「文化」といっていいと思いますが、これを共同でつくり上げ、共有してきていることが、動物のライフサイクルと比べてみたときの、人間の存在の特徴だといえるのではないかと思います。言葉を換えると、人間は「社会的動物」であるという感じがします。

❸　赤ちゃんのまねる力

　『まねが育むヒトの心』（明和 2012）という本には、赤ちゃんのまねる力が紹介されています。人間の赤ちゃんというのは、脳が大きいために産道から出てくるのが大変になるので、他の哺乳動物と比較すると非常に未熟な状態で、1年ほど早く誕生するのですが、これを「生理的早産」といいます。ですから身体的にはとても未熟で、泣くことぐらいしかできない。だから泣いて「お腹が空いた」「おっぱいが欲しい」というようなサインを送ることしかできない。大きな声で泣くことは、他の動物に捕食されかねない危険が伴うのですが、赤ちゃんの泣き声を聞くと、自分の子どもでなくても心配になりません

か。街の中で赤ちゃんが泣いたら、近くの大人は「大丈夫かな」とか「元気だね」と声をかけたりあやしたりしますが、こうした関わりを自然な形で、おせっかいに関わるのは人間だけに見られるといいます。

このように身体的には自分では何もできず、ぜんぶ誰かにお任せという状態にあっても、生まれたばかりの赤ちゃんは他者の表情を模倣するといいます。

これは実験なのですが、台の上に赤ちゃんを置いて、その先に透明なアクリルの板があって、そこを赤ちゃんが安全かどうかを自分で判断するのではなく、母親の表情を見て、母親が安心した表情であれば透明な断崖へも這っていくことができるといいます。つまり、人の表情を見て（顔色を見るといいます）、他者と共に、他者に助けてもらって生きていくということが、非常に未熟な状態のときでも、むしろ未熟であるからこそできるのが人間であり、人間の心の働きの特徴は、自分の視点からだけではなく、他者の視点を通して世界を理解しようとすることなのです。

「まねる」という言葉は何という言葉に変わると思いますか。

「まなぶ」ですね。「まねる」ことが「学ぶ」ことの本質だということを示しているともいえます。

人間の子どもはごっこ遊びをするというのも特徴です。ロールプレイです。よくままごとでお母さんの役をやって、子どもの役をやってということをやりますが、それは入れ替わりますね。役割分担の形成です。

このようにライフサイクルの面から見ると、人間というのは未熟で弱くて誰かの助けがないと生きられない時期が非常に長いのですが、それが許されるのは、家族であったり、集団であったり、社会が支え合ってきたからであり、それが文化として継承されてきたからだといえます。

ⅠⅠ 人間の3世代モデル

社会保障の研究者、広井良典が「人間の3世代モデル」を提起しています。3世代モデルとは、子どもの時期があり、成人の時期があり、そして高齢期を迎えるというように、人間のライフサイクルを大きく三つに分けて考えてみたらどうか。どうしても私たちの思考は、大人中心の考え方になっていま

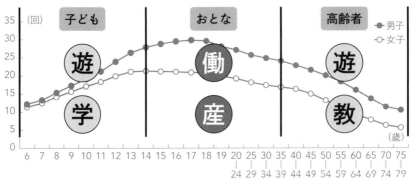

図1-3 —— 人間の3世代モデル

(出所) 広井 (2000) より筆者作成。

すが、動物のライフサイクルと比較してみると、非常に長い子ども期と高齢期の積極的な意味合いを評価しようとする考え方です。

　それぞれの時期の社会的役割を考えてみると (図1-3)、子ども時代は「遊」と「学」、遊んで学ぶ。学ぶということは、まねることに大きく関係していて、遊ぶこととも分けることができないほど一体的なものです。つぎの大人の時期は「働」と「産」です。働いて、仕事をして、「産」は産業というように、何かを生産するということに加えて、子どもを産み育てることも含まれるでしょう。そして、高齢期は「遊」と「教」です。また遊びを取り戻して、今度は自分の経験を教えていく、伝える役割も出てくるということです。

　近代社会というのは、働いて生産することが中心で、生産に機能的で効率的な経済重視の社会といえます。しかし人生をこのように三つの時期に分けてみると、子どもの時期も高齢の時期も非常に長いのだから、人間社会においては、遊んで学んで教え合っていくということも非常に大事な役割であり、三つの時期のライフサイクルが循環するからこそ、人間社会の発展があったと考えられないでしょうか。

❶ 「働」と「産」の矛盾

　大人期に、「働」いて子どもを「産」むということがうまくマッチすればいいのですが、特に日本の社会の場合には、ここにかなりストレスが生じています。

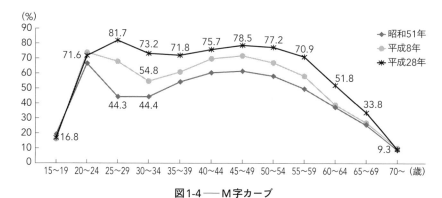

図1-4 ── M字カーブ

（出所）内閣府（2017）I-2-3図「女性の年齢階級別労働力率の推移」。

　そのミスマッチを象徴していると思われるグラフがあります。図1-4のグラフは何を表しているでしょうか。横軸は年齢です。縦軸は割合です。20代でぐんと上がって、30代で少し下がって、また40代で上がってきます。

　これは、その年代の働いている人の割合、就業率とか就労率といいますが、日本の女性のデータです。男性の場合は、20歳代から50歳代までずっと90%を超える高原のような形ですが、女性の場合は、なぜこのような谷間ができるのでしょうか。

　仕事を辞める女性がかなりいるということですね。結婚、出産によって、子どもが生まれて居づらくなって辞める場合もあるでしょうし、小さな子どもがいると仕事に復帰したり、つぎの仕事を見つけるのも大変だということもあります。このグラフの形はローマ字のMに見えるので、M字カーブとか、M字曲線といわれて、日本に特徴的な曲線なのです。

　これを諸外国と比較してみるとどういうことがいえるか。女性の就業率グラフから、社会の形がずいぶん違っていることが見えてきます。

　日本よりもさらにM字カーブの谷間が深くなっている国があります。どこだと思いますか。それは韓国です。日本と同じように、あるいは日本以上に家族主義、儒教的な道徳観が強いからでしょうか。少子化も日本以上に進んでいます。家族がめんどうをみるべきだという規範意識が強い国ほど少子化が進むのは、矛盾していると思うかもしれませんが、実際にそうなっています。イタリアなどの南欧は、カトリックが支配的で、家族主義がやはり強く、

谷間はないのですが、女性の就業率は全般的に低い丘のような形になっています。女性の就業率が最も高いのは、最初に紹介した教科書の国、スウェーデンです。スウェーデンは20代30代よりも40代50代の女性の就業率が高くなっています。

この女性の就業率には、家事・育児の役割分担も関係してきます。6歳未満の子どもを持つ夫婦の家事・育児時間を見ると、日本の男性の関わる時間は、欧米の国に比べ極端に短いのです（1日83分、2016年）。女性は断トツでトップです。これはかなり不名誉な成績ではないでしょうか。

❷ 「育児しない男を、父とは呼ばない」

育児休業を取得して、働く親が会社を一時休んで子育てに関わることを支援する制度も進んできています。最近までは、男性の取得率が非常に少なかったのですが、最近は徐々に上がってきました。それでもまだ12.7%（2020年）です。このように女性の負担感が大きいから子どもを産もうという気持ちにならない、それは男性が家事・育児に協力しないという姿勢が一番問題なのだというふうに感じた国のお役所、厚生省（当時）は、1999年にポスターを出しました。「育児をしない男を、父とは呼ばない。」というキャッチコピーが書かれています。これには共感しますか。そうだそうだという人もいると思うし、そんなことをいったって、という気持ちの人もいるのではないでしょうか。仕事も大変なのだからという思いもあるでしょう。

このポスターには、賛否両論の議論が湧き起こって、「育児をしない男を父と呼ばないならば、心置きなく育児をやらせてくれ」、「親を家に帰さない会社を、企業市民とは呼ばない。保育責任を果たさない国を豊かな国とは呼ばない」というアンサーポスターを自分たちで作ってアピールした人たちもいました。育児をしたい気持ちは当然あるけど、仕事をしていたらとても家に帰れる状況にない。預けたいのだけど保育所も待機児童がいっぱいで入れないという状況を変えない限りはできないという主張は、育児に関する社会のサポートの欠如を大きくクローズアップする役割を果たしました。

この数年後にまたポスターが出ました。「私は、〇〇なしの父でした」というポスターです。この空白には何が入るでしょうか。

今度は、「私は、育児なし（いくじなし）の父でした」というキャッチコピー

だったのですが、イクメンパパをもう少し増やさなければいけないと、国も試行錯誤しながら、啓発を行っています。

こればかりは国が旗を振っても私たち国民の意識だから、これが変わらないといけないのですが、「夫は外で働き、妻は家庭を守るべき、家族の世話は女性の役割という意識に賛成ですか、反対ですか」という意識調査では、日本は「どちらかといえば賛成」の割合は男性がやはり圧倒的に高くて、女性も諸外国に比べると高い割合を示します。このようなジェンダー意識の問題も非常に大きいのです。

❸ ワーク・ライフ・バランス

日本社会のM字カーブの谷間は、仕事があって、家庭があって、育児があるということのバランスを取るのが難しい状況を表わしています。最近では政府もワーク・ライフ・バランスというかけ声をかけています。しかし、実態はあちらを立てればこちらが立たず、仕事を重視したら生活を犠牲にしなければいけない、生活を大事にしたら仕事を休まなければいけない、会社を辞めなければいけないというジレンマ状況が根強くあります。仕事は「公」で生活は「私」、プライベートと区別する意識が強く、ここに現代人の生き方、働き生活をしていくことの難しさが集約されていると思います。

❹ 社会的サポート

やはり社会の支えがあるとかなり違ってきます。働くということの考え方も大きく変わってきています。

『保育園義務教育化』（古市 2015）という本があります。ママの負担が大きすぎるので、保育園を義務教育化したらいいではないかという主張を展開しています。

1日当たりの平均労働時間を見ると、日本は世界で一番長く、フランス人の2倍働いています。法定労働時間はフランスは週35時間、日本は40時間です。しかし、実態としては日本人はより長時間働いている人が多いのです。特に正社員の長時間労働が常態化しています。

そして、フランスの子育て支援政策が紹介されています。質の高い保育園・託児所が充実している、3歳からの保育学校は原則無料、学校は基本的に大

学まで無料、子どもを保育ママやベビーシッターに預ける場合は支援金が出る、第三子以降が生まれた場合は引っ越し一時金が出る、100人以上の従業員が働いている会社（事業所）では授乳のための場所を設置しなければいけない。これらは、すべてフランスの子育て支援政策です。その効果もあってか、フランスの出生率は、改善してきて2に近くなってきました。日本は1.36人（2019年）です。

　このように社会が何をしてくれているかによって私たちの暮らし方が、生き方が変わってくるのです。

❺　遊び、学び、教え合うコミュニティ

　ここまで、「働」と「産」のギャップ、ジレンマを考えてみましたが、子ども期と高齢期の、「遊」び、「学」び、「教」え合うという役割は似ています。これを地域でつないでみたらどうか、生活していく上で大事なコミュニティの中で子どもが遊んで学んで、高齢の方が遊んで教える場ができると面白いと思いませんか。

　代表的な例として、「こども食堂」という活動があります。子どもだけではなくて高齢の方も「孤食」、一人で食べているのは寂しいことも多いから、みんなで食べられればいいということで、「みんなの食堂」とか「地域食堂」と名付けている地域もあります。コロナの影響で集まって食べることができなくなっても、「フードパントリー」という食料支援、お弁当のときもあるし、お米など食料の場合もあるのですが、持って帰ってもらったり、配ったりという活動に転換しています。大学生が子ども食堂をやっているところも多くありますが、コロナの当初の時期には、大学生が食料支援を受けるということもありました。

　もう一つの事例ですが、兵庫県相生市に「あいの家」というところがあります。最初は高齢者の憩いの家を地域につくることが計画されたのですが、高齢者だけでなく、どの世代の人も集まれる場所にしようということで、行政の建物ではなくて、地域に空き家が結構あるので、以前診療所だった建物を市が借り受けて、そこをみんなが集える場所にしました。

　高齢の方たちが子どもたちに障子の張り替えを教える、寺子屋風に勉強を教えるとか、そんな活動が進んできました。関わっている方は、「お父さんお

母さんの顔はあまり知らないんですよ」というのです。親世代は、仕事をしているから、朝早く仕事に出かけて、夜帰ってくるからなかなか日中会うことがない。地域にいるのは高齢の方たちと子どもたちで、そこにいっしょに過ごせる場所ができると、自然な世代間交流が生まれてくる。こういう場を支えてくれているのは、地域のおじさん、おばさんたちで、社会的親、社会的祖父母という役割で関わっている（鳥越 2008）。3世代モデルで子ども時代と高齢時代をつなげてみると、こういった「遊」「学」「教」の場が成立する。「あいの家」では高齢の方たちもサービスを受ける存在ではなく、自分たちが子どもたちのために何か役割を持って関わる、そういう存在になっているのです。

Ⅲ コミュニティで学び成長する
―正統的周辺参加（LPP）と実践コミュニティ―

　私たちはどのようにして学習して成長するのでしょうか。学校に行って、講義を聴いて、試験を受けて勉強していく。もちろんそのように知識あるいは技術を獲得して蓄積していくという個人としての勉強もあると思うのですが、これがコミュニティの中でつくられていく在り方についての研究があります。例えば「徒弟制」といいますが、弟子と師匠がいて、学校のようにカリキュラムがあって教えていくのではなく、弟子は師匠の振る舞いを見ながら徐々に覚えていく。例えばコックさんになるためには、まずコックさんの帽子をかぶって厨房に入って、最初は上手に調理ができるわけではないので周辺的な仕事、掃除や下ごしらえを中心にやったりします。一応コックとして正式な服装をして、メンバーとして認められている、これが「正統的」（legitimate）です。ただ、はじめは仕事は周辺的な、洗いものなどの小さな仕事しかできない、させてもらえない、これが「周辺的」（peripheral）です。しかし、そういう場に身を置いているうちに「見習い」という言葉があるとおり、だんだん仕事ができるようになって、そのコミュニティの中心的なメンバーになる、十全的に参加（full participation）するということを正統的周辺参加（LPP, legitimate peripheral participation）と呼んでいます。

　最初は下っ端の仕事をしながら、熟達した人がこなしている、より重要な

仕事を見よう見まねで覚えていくというのが大事です。人間には赤ちゃんの
ときからまねをする力が備わっていることを確認しましたが、まねをして仕
事を覚えていく。周辺的な簡単な仕事から、徐々に中心的な役割を果たして
いくようになっていく過程を経験できる場、こういう相互の学びがつくられ
る場のことを「実践コミュニティ」(community of practice) と呼んでいます。

　実践コミュニティには、コミュニティが持っている知識の体系や、コミュ
ニティのメンバーの共通の記憶、メンバー相互の意見対立を解決する方法と
いった文化や風土があり、そういうものが人を成長させる力を持っている
（鳥越 2008）。そのように考えてみると、人間のライフサイクル上の生きにくさ、
近代社会の矛盾も、実践コミュニティのもつ力で乗り越えていけるような気
がします。

Ⅳ 「公共私」の協働で、コミュニティの文化をつくる

　所属する一員として学び、成長できるコミュニティ、その文化をつくるこ
とが重要です。

　その方法として、「公私」から「公共私」へ、という方向性を提案したいと
思います。

　「公私」だけだととてもギスギスとした生活になってしまう感じがしませ
んか。人に迷惑をかけないように、何でも自分で頑張ってやりなさい、自分
の能力を伸ばして、それでも足りないところは公が助けてくれるということ
でいいのかどうかです。「私」という領域は閉鎖空間で、プライバシーの壁が
あって、入り込むことが難しいですね。「公」はどうかというと、公は法律や
権利で守られて、保障されているというところがあります。そういう安心は
あるのですが、しかし「公」は画一的で非情緒的というところがあります。お
役所に洗濯は頼みにくいですよね。

　そこで、地域社会、コミュニティで「共」というところの領域をもっともっ
と大きくできるといいのではないかと思うのです。それはこれまで見てきた
ような子どもたちも、高齢の方たちも、大人たちもお互いに学び合って、そ
して成長し続けるコミュニティです。公私を優しく包み込んでいく存在とし
てコミュニティがあるのではないかと思います。学びというのは、知識、能

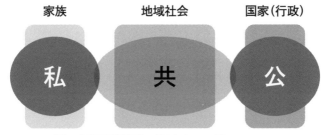

家族　　　　地域社会　　　国家(行政)

私　　　　共　　　　公

- 「私」空間は閉鎖空間。プライバシーの壁。
- 「公」は「法律」「権利」…、「画一的」「非情緒的」。
- 「共」(コミュニティ)は「公私」を包みこむ。互恵性。

図1-5 ── 「公私」から「公共私」へ

(出所) 筆者作成。

力を個人が高めていくことだけではなく、コミュニティの中でお互いに学び合っていくことの意味が非常に大きいということです。

『LIFE SHIFT (ライフ・シフト)』(グラットン 2016) という本があって、そこには「先進国で生まれた子どもは50%以上が105歳まで生きる」と書かれています。日本は世界最長寿の国なので、107歳です。学生の皆さんの世代が107歳まで生きるとどういうことになるかと計算してみました。そうすると、半分ぐらいの人は2112年ぐらいまで生きられることになります。2112年というのはドラえもんが誕生した年です。学生の皆さんは107歳ぐらいになると、ドラえもんの誕生に出会えるかもしれないということです。ぜひそういう望みと希望を持って頑張ってもらいたいと思います。

ドラえもんが困ったときにポケットから出してくれる「ひみつ道具」は、「どこでもドア」や「タケコプター」などたくさんあります。タケコプターは、今のドローンのイメージでいうとかなり実現してきているのではないかと思います。どこでもドアはどうでしょうか。授業でも対面以外にオンラインで受講できる授業もあります。どこで受けてもいいのです。完璧ではないけれど、どこでもドア的といっていいですね。これから学生の皆さんが107歳まで生きていく間に、たとえば子どもに関わってこういう仕組みがあるといいなと思って、アイディアを出し合ってそれをみんなで実現させたコトやモノが、ドラえもんの「ひみつ道具」になっているかもしれません。これからの時代につくられていくものが、「ひみつ道具」が未来からの贈り物であるとい

うことの秘密なのではないでしょうか。

　学生のみなさんには、ぜひコミュニティで、お互いに切磋琢磨し、学び合ったり、まねっこし合ったりする中で、大切な学びを身に付けて、子どもたちの、あるいは大人たち、高齢世代の人たちの支援にも役立てていけるように頑張ってもらえるといいのではないかと感じています。

【参考文献】

• 岡檀（2013）『生き心地の良い町―この自殺率の低さには理由（わけ）がある―』講談社。
• ガートナー，アラン、フランク・リースマン著、久保紘章監訳（1985）『セルフ・ヘルプ・グループの理論と実際―人間としての自立と連帯へのアプローチ―』川島書店。
• グラットン，リンダ、アンドリュー・スコット著、池村千秋訳（2016）『LIFE SHIFT（ライフ・シフト）―100年時代の人生戦略―』東洋経済新報社。
• スポーツ庁（2018）「令和元年度体力・運動能力調査結果の概要及び報告書」。
• 鳥越皓之（2008）『「サザエさん的」コミュニティの法則』NHK出版生活人新書。
• 内閣府（2017）「男女共同参画白書 平成29年版」。
• 内閣府（2018）「男女共同参画白書 平成30年版」。
• 広井良典（2000）『ケア学―越境するケアへ―』医学書院。
• 古市憲寿（2015）『保育園義務教育化』小学館。
• 松沢哲郎（2011）『想像するちから―チンパンジーが教えてくれた人間の心―』岩波書店。
• 宮田登（1996）『老人と子供の民俗学』白水社。
• 明和政子（2012）『まねが育むヒトの心』岩波ジュニア新書。
• リンドクウィスト，アーネ、ヤン・ウェステル著、川上邦夫訳（1997）『あなた自身の社会―スウェーデンの中学教科書―』新評論。
• レイヴ，ジーン、エティエンヌ・ウェンガー著、佐伯胖訳（1993）『状況に埋め込まれた学習―正統的周辺参加―』産業図書。

第2章

人間学のスピンオフ
―厄介なる主体のエピステーメー―

1 主体の不在

　フーコーは、『言葉と物』（1966）で意表をつく仕掛けを用意しました。それは、第1部第1章の全部（日本語で14頁分）をヴェラスケスの『ラス・メニーナス（女官たち）』（1656）という絵画の分析に当てたことです。この本の第1章は、次の文章から始まります。

　　　画家は絵から心もちさがったところにいる。モデルに一瞥をあたえているところだ。あるいは、仕上げの筆を加えようとしているのかもしれない。だがもしかすると、最初のひと筆がまだおろされていないのかもしれない。

　　　　　　　　　　　　　　　（フーコー『言葉と物』1966 = 1974：27）

　次ページの絵画では、真ん中に王女マルゲリータ（4歳）が女官たち、目付役、2人の小人に付き添われています。画面の右手には、犬が寝そべっています。また画面左手にはヴェラスケスと思われる画家が絵を描いていて、そのキャンバスの裏面だけが見えます。つまり画家がキャンバスに描いているのは、スペイン王フェリペ4世と王妃のマリアーナなのですが、王と王妃の絵は裏面からなので見えません。しかし、画面の奥の壁に男女の絵らしきものが見えます。それは、絵ではなく壁に掛けられた鏡であり、それこそがこの絵のモデルであるはずの国王夫妻なのです。そして鏡の横には、階段が見えてそのドアから回廊へと続くようです。その階段には脇の緞帳を押さえている男の姿があります。

　ここには、存在するべき「人間」という「主体」がいないのです。この絵の中心は、国王夫妻か、それともマルガリータ王女か、題名になっている女官たちなのか。画家のまなざしが誰に向かっているのかが分からないのです。フーコーは、この絵のなかの国王夫妻の不在にことよせて、彼の持論である

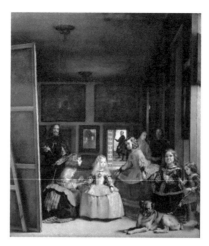

図2-1 ── ヴェラスケス『ラス・メニーナス』(プラド美術館所蔵)

「主体の不在」を説いたのです。

　本章の目的は、哲学的人間学における「人間＝主体」という等式を前提として主体がどこにあるのかを確かめることです。しかし、フーコーは、冒頭から14頁も言葉を費やして「主体はない」と主張します。

■ エピステーメー

❶ エピステーメーという知の枠組み

　『言葉と物』は、西洋学問史です。フーコーは、歴史に埋もれた人間の思考形式を探っていきます。そこでは、時代ごとに全く違う考え方が確実に存在していたことが分かりました。つまり人間の思考というのは、古代から連続して進化したのではなく、その時代に特有な形で存在しているのだと考えたのです。

> 　ある文化のある時点においては、つねにただひとつの《エピステーメー》があるにすぎず、それがあらゆる知の成立条件を規定する。
>
> 　　　　　　　　　　　　　　　　（フーコー『言葉と物』1966 = 1974：189）

　フーコーは、知の思考形式のことを「エピステーメー」と呼びます。そして、それを以下のように区分しました。

①16世紀ルネサンスのエピステーメー（類似の分類）

②17・18世紀の古典主義時代のエピステーメー（表象の分析）

③19世紀の近代人間主義のエピステーメー（人間の発見）

「16世紀ルネサンス」として区分されたエピステーメーは、「物」に「言葉」をつけた時代です。この時代の知は、世界のすべての物が似ているということを見つけることなので、それを「類似」の時代といいます。

次に「17・18世紀の古典主義」が来ます。言葉は、対象化されない透明な存在となり、言語によって「表象」された物だけが学問の対象となりました。「言葉」と「物」が分離され、言葉によって物を鏡のように写しとることを特徴とした「博物学」や「貨幣と価値の理論」や「一般文法」が登場します。それらは「比較」による分析を基盤とする学問であり、表面的な差異や同一性に焦点を当てて、見える世界だけを分析します。この時代では、『ラス・メニーナス』に描かれた国王が表象される者として登場しますが、それは、自分自身を見る（表象化される）ことに無自覚であるとフーコーはいいます。そして、18世紀末を境にして、エピステーメーに大きな変動が起きます。

> 18世紀末以前に、《人間》というものは実在しなかったのである。生命の力も、労働の生産性も、言 説 （ディスクール）の歴史的厚みも同様だった。《人間》こそ、知という造物主がわずか二百年たらずまえ、みずからの手でこしらえあげた、まったく最近の被造物に過ぎない。

> （フーコー『言葉と物』1966 = 1974：328）

「19世紀の近代人間主義」の時代が来たのです。フーコーは、「人間」という概念が生まれたのがここ200年ぐらいのことですが、これによって人間自体のことを深く考えるようになったといいます。

エピステーメーの視点が「表象」から「人間」へと移ります。科学の発展によって、それまで「自分」や「他者」と分類してきたものに「人間」という新しい概念が生まれたのです。

表象の背後にある見えない世界へ視線が移され、新たな学問に変わります。「博物学」が見える表面的なものであったのに、その見えない内部に視線が移り、生命を支える機能を担っている有機的な「組織」を研究する「生物学」のような内部を解明する学問になります。「貨幣と価値の理論」は、見える物々交換だけであったものを見えない労働という価値を分析する「経済学」

が生まれます。「一般文法」は、語の活用や接頭辞・接尾語などの変化のメカニズムを扱う「文献学」となりました。

このとき、それまで西洋的な「知」において明確な位置を与えられていなかった「人間」がエピステーメーの中心へと押し出されたのです。

❷ 人間という概念

このように表象の外部（見えている物の外）を問題にする知が登場し、時代は19世紀の「近代」へと突入しました。それは、「表象」（見える世界）の視線から、表象を可能にしている「存在」への視線変更であり、まさにこの「表象」を可能にしている存在こそ「人間」なのです。

> 人間とは奇妙な経験的＝先験的二重体である。それこそ、そのなかであらゆる認識を可能にする認識がおこなわれる、そうした存在だから。
>
> （フーコー『言葉と物』1966 = 1974：338）

これは、人間というものが表象する主体であると同時に、表象のなかに登場する客体（対象）という2つの意味があります。これによって人間は、あらゆる経験的なものが認識可能になるというエピステーメーの中心になりました。

つまりこれが人間という概念の出現であり、近代の知を象徴することになりました。そして、人間を対象とする人文諸科学が誕生します。すなわち「人間」のあり方を探求する学問が生まれたのです。心理学、文化史、思想史、科学史等です。このような領域では、主体となる「人間」が常に実在することを前提として探求されることになりました。

しかし、いよいよ「やがて到来する新しいエピステーメー」の兆しが見えてきます。20世紀初頭になって、西洋近代の産物である「人間」を限界に導いた学問があります。それが「精神分析」と「文化人類学」と「言語学」なのです。「近代」のエピステーメーにおける「人間」の誕生とは反対に「人間」の限界を掘り起こしたのです。

これらの学問の領域には、もはや「人間」が中心的な位置にはいません。「人間」が消えていて、不在なのです。すなわち「精神分析」は、主体自身がその存在を明確には自覚できない無意識という領域に踏み込みました。「文化人類学」は、後でも見ますが西洋的な「人間」の思考や行動様式を他の文化圏のそれと比較し再構成しました。そこには目に見えない構造があること

が分かりました。「言語学」は、言語全体が全体として1つの構造をなしており、その全体を知り尽くすことができません。しかし話したり書いたりするとき、知らず知らずのうちにある言語の規則にしたがっており、その構造によって言語活動が可能となっていることが分かりました。

> もしこうした配置が、あらわれた以上消えつつあるものだとすれば、われわれがせめてその可能性くらいは予感できるにしても、さしあたってなおその形態も約束も認識していない何らかの出来事によって、それが18世紀の曲がり角で古典主義的思考の地盤がそうであったようにくつがえされるとすれば——そのときこそ賭けてもいい、人間は波打ちぎわの砂の表情のように消滅するであろうと。
>
> （フーコー『言葉と物』1966 = 1974：409）

これが『言葉と物』の最後の文章となります。フーコーは、人間の思考が時代のエピステーメーに規定されているとしつつ、最後には「人間の終焉」を予言しました。しかし、これは人類の死を意味しません。近代哲学の地平に君臨してきた「人間」のことです。これまでの哲学上の「人間」という概念に終わりを告げるときが来たといいます。

Ⅲ 主体の系譜

❶ 実存主義とサルトルの主体

ここからは、主体の系譜を少し遡って1960年代から始まった「構造主義」から「ポスト構造主義」までのいわゆるポストモダンといわれる現代思想のエピステーメーをたどっていきます。その前にサルトルの「実存主義」から始めます。なぜならサルトルがいつも「主体」をめぐるエピステーメーの争点となっているからです。

まずサルトルの自由は、「自由と状況」とが相互に関連づけられていて、以下のように両者が微妙な逆説的関係となっています。

> 自由は状況のうちにしか存在しないし、状況は自由によってしか存在しない。人間存在は、自分が作り出したのではないもろもろの抵抗や障害にいたるところで出会う。けれどもそれらの抵抗や障害が意味を持つのは、人間存在がそれであるところの自由な選択の中においてでしかなく、またそれによってでしか

ない。

（サルトル『存在と無』1943＝1960：157）

　サルトルの「人間の自由」というのは、常に「状況のうち」にしか存在しません。人間は、自分に先立って存在する世界によって拘束されつつも、まさにそれを土台として自己の存在のあり方を自由に選び、そのことによってこの世界を自分の状況として生きるのです。

　このようにサルトルは、「自由とは、もうこれ以上分析できない人間の根本能力」としました。またサルトルにとって人間の存在の本質は、「自由」にあります。そして、この自由は、人間が政治的状況に「参加（アンガージュ）」することだといいました。

　実存主義のサルトルが思考の根拠に置くのは、自分の外部にある「客観的な真理」ではなく、常に「自分にとっての真実」なのです。つまりそれが主体としての真実です。この主体なしに、自分が世界に触れたり、世界に働きかけても世界は、自分にとっては意味のないものなのです。

　実存主義は、科学と機械文明に奪われた人間諸個人のいきいきとした関心を奪還しようとします。また、人間の認識主体の「あり方」によって世界が違うように見えると主張します。人間は、まず世界と人間の自由な形成者であり、自分をとりまく世界の自分自身との主人公であるべきなのだと説きます。

　とりわけ実存主義にとって重要なのは、世界がどうあるべきなのかではなく、自分がどうあるべきかにあります。実存主義は、「自分」という個体を存在の最上位においた主体＝個体の思想なのです。しかし、後でも見ることになりますが、構造主義の出現によって、実存主義の自由の主体（人間）が否定されることになります。

❷　構造主義

　構造主義のスタートは、実質的にはレヴィ＝ストロースからです。ただし、この「構造」というのは、思想ではありません。それは、「認識の方法」なのです。レヴィ＝ストロースは、「『構造』とは、要素と要素間の関係とからなる全体であって、この関係一連の変形過程を通じて不変の特性を保持する」ものだと講演で述べています（渡辺 1996：12）。

　レヴィ＝ストロースの研究は、各地に拡がる神話や未開文化の親族論（婚

姻関係）の目に見えない「構造」に向けられています。これは従来のマルクス主義における社会構造の基本的な考えを相対化したものです。

　マルクス主義が示した社会構造とは、次のようなものです。

　　　これまでのいっさいの社会の歴史は、階級闘争の歴史である。自由人と奴隷、
　　貴族と平民、領主と農奴、ギルドに属する親方と旅職人、要するに搾取する側
　　と搾取される側の人々、彼らは皆たえざる対立関係にあった。

　　　　　　　　　　　（マルクス「コミュニスト宣言」1848 = 2008：345）

　マルクスによれば、人間の社会の制度は、いつも経済的な動機によってのみ動いてきたということです。そして「これまでのいっさいの（引用者傍点）社会の歴史は、階級闘争の歴史」であり、それが支配階級と被支配階級との間の利害の対立関係となって、諸制度（上部構造）のあり方を決めているということです。これは、壮大なスケールで歴史や社会を捉えた「大きな物語」であることが分かります。構造主義は、このようなヘーゲル＝マルクス主義から離脱していくエピステーメーの転換点となりました。

　とりもなおさずレヴィ＝ストロースは、「母方の伯叔父」の問題を取り上げました。世界中の社会で「母方の伯叔父」がその甥に対して特殊な地位にあることを発見したのです。

　　　この構造はそれ自体四つの項（兄弟、姉妹、父、息子）を基礎としているが、
　　それらの項は相関的な二組のつい対をなす対立関係で結ばれており、問題とな
　　る二つの世代のそれぞれにおいて、一つのプラスの関係とマイナスの関係とが
　　つねに存在する。さて、この構造は何であり、その理由は何であろうか。答え
　　は次のとおりである。この構造は、考えうるかぎり、存在しうるかぎりでもっ
　　とも単純な親族構造である。適切な言い方をすれば、これが親族の基本単位
　　（élément de paranté）なのである。

　　　　　　　　　（レヴィ＝ストロース『構造人類学』1958 = 1972：52–53）

　その普遍的な構造とは、インセスト・タブー（近親婚の禁止）の制度によって、人々が実現しているのが「女性」の相互交換─循環というシステムなのです。そして、そのことによって人々は、社会の開かれた繋がり（一家族に閉じない）を実現するということだったのです。構造上に共通する答えを「女性のコミュニケーション（交換）」としました。

　レヴィ＝ストロースの親族構造の研究は、神話論や交換のシステムなどを

取り入れることによって、マルクスとは違って、経済上の動機と目に見える諸制度の間には、人間の無意識が作り上げた目に見えない制度があるので、むしろこれが社会制度の動きに大きな役割を果たしていることを示しました。

　これらの知見は、「人間」が社会構造を作り上げてきたというテーゼを否定しました。つまり社会構造が「人間」という概念を作り出したことを示したのです。まさに構造主義においては、主体は、構造に規定されているのです。

❸　レヴィ＝ストロースの主体

　歴史（主体）をめぐって、サルトルとレヴィ＝ストロースの間で論争がありました。サルトルは、「文化人類学」が「人間」をきわめて冷静に見ており、「主体と客体を媒介する」弁証法的な理性によって歴史が自由に向かって進んでいく可能性を見ようとしていないと批判しました。すなわち「人間の主体性が歴史を作っていくのだ」と主張しました。

　サルトルの批判に対し、レヴィ＝ストロースは、「人間」は、自らを規定している「構造」を超越して、自由に「歴史」を作ることができないと反論しました。レヴィ＝ストロースは、サルトルの思想が「人間主義」であり、「歴史主義」であることを批判しました。特に歴史批判とは、実存主義が歴史に価値を置いている理念に向けられたものでした。

　なぜならサルトルは、個人の意思、そして主観を出発点にものごとを考えていたからです。そのような自由な主観を持っている「人間」というのは、西洋的価値観が作り出したものではないのか、少なくとも「文化人類学」が対象としている人々は、そのようには生きていないというのがレヴィ＝ストロースからの批判でした。

> 　世界は人間なしに始まったし、人間なしに終わるだろう。制度、風俗、慣習など、それらの目録を作り、それらを理解すべく私が自分の人生を過ごして来たものは、一つの創造の束の間の開花であり、それらのものは、この創造との関係において人類がそこで自分の役割を演じることを可能にするという意味を除いては、恐らく何の意味ももってはいない。
>
> （レヴィ＝ストロース『悲しき熱帯』1955 = 1977：425）

　レヴィ＝ストロースは、学問が歴史の目的に従いながら、状況のなかで主体的に決断する人間を対象とするのではなく、主体的な決断をする社会の構

造を対象とするべきであり、主体としての人間は、解体されるべきだと考え
ました。

　構造主義の登場は、西洋社会の伝統的な知の前提であったものを疑わざる
を得なくなった考え方として画期的なものでした。まさに主体の死と人間の
終焉が宣言されたのです。

Ⅳ　ポスト構造主義

❶　フーコーの主体

　『ラス・メニーナス』からの主体の不在、そして人間の終焉を宣告したフー
コーは、見てきたように学問史のエピステーメーとして、「類似」→「表象」
→「人間」という知の枠組みを設定しました。しかし、本章がテーマとする
現代思想上での「主体」のエピステーメーの枠組みにおいては、「実存主義」
→「構造主義」が大きな転換となりましたが、「構造主義」→「ポスト構造主
義」は、そうではありません。なぜならポスト構造主義は、アンチ構造主義
から生まれたものではないからです。さらに構造主義を乗り超えようとする
新しい思想でもありませんでした。

　サルトルは、レヴィ＝ストロースに続いて、フーコーの『言葉と物』に対
しても主体の存在が欠落していると批判しました。サルトルにとっては、人
間の主体を疑うことなぞなかったのです。人間の主体こそが歴史を作るのだ
という立場でした。フーコーは、エピステーメーとは、歴史が連続的なもの
ではなく、いくつかの階層を含んだ知の階層があると主張しました。また、
フーコーは、『知の考古学』で、歴史の概念を非中心化するために『言説』
という概念を示しました。

> 言説は、それに固有の連鎖と継起の形態を持つ一つの実践なのである。(中略)
> 　思想史とは異なり、考古学は、切断、断層、ポジティヴィテの完全に新しい
> 形態、突然の再分配について語ることを厭わない。
> 　　　　　　　　　（フーコー『知の考古学』1969 = 2012：318–319）

　『言説』という概念は、話し方（論述）なので、それ自体のなかに一定の規
則を含んでいます。そのためフーコーは、それが抑圧的だといいます。そし
て知の考古学が対象にするのは、上にもあるように思想史という「歴史」で

はなく、言説や言表（「タブロー」のことです）についての限界や形式を定めるような、ある一定の時代や社会での諸規則の総体です。またフーコーが「近代」批判の対象としたのは、次のような「自由で理性的な主体」です。

> 社会契約上の法的主体（sujet）を再構成するか――それとも、何らかの権力の一般的であると同時に細部まで配慮された形式に服従する服従主体（sujet）を形成するのか。
>
> （フーコー『監獄の誕生』1975 = 1977：131）

それは、近代に啓蒙主義が想定した人間像になります。sujet（臣民、主体）には、2つの意味があるといいます。それは、近代になって「主体」になったと思い込んでいたことと、近代以前には「（国王などの）臣下である臣民」だったことです。

つまり「自由な主体」という啓蒙主義的な考え方に、同時に「服従する主体」を見出したのです。そのためフーコーにとって「主体化」とは「服従化」なのです。近代社会において現実に進展していたのが個々人への絶え間のない服従化だったのです。

❷　デリダの主体

デリダは、『グロマトロジーについて』で西洋の音声中心主義を批判しましたが、そのなかで次のようにいいます。

> テクスト外なるものは存在しない。
>
> （デリダ『グロマトロジーについて（下）』1967 = 1972：36）

「テクスト以外のものはない」とは、テクスト全体の理解＝解釈を一義的に決定するような地点はないという意味です。デリダは、「テクスト」のまえに「コン」をつけると、「コンテクスト」（状況のあつまり）となるように、テクストとコンテクストは同じだといっています。したがってテクストとは、無数のコンテクストを考慮に入れよということになります。

また、デリダは、『ディコンストラクション（脱構築）』という概念を示しました。脱構築とは、批判なり何なりの問題とする対象に向かって、その背後にある対立概念を選びだして、そこから別の意味を持ってきて、元の対象を相対化していくやり方です。認識によって世界を構築すること自体に対して次のような批判をします。

（脱構築は）ある暴力的な階層秩序にかかわっている。当該の二項のうち一方が他方を（価値論的に、論理的に、等々）支配し、高位を占めているのです。そういう対立を脱構築するとは、まずある一定の時点で、そうした階層秩序を転倒させることです。

（デリダ『ポジシオン』1972 ＝ 1981：60）

　階層秩序とは、西洋社会を支配している音声中心主義＝ロゴス中心主義＝民族中心主義のことですが、デリダは、それを脱構築によって転倒させるといいます。

　そこでデリダは、「パロール（話すこと）＝音声言語」と「エクリチュール（書くこと）＝文字言語」という概念を登場させます。階層序列では、パロールが優位で、エクリチュールは、それに従属しています。西洋全体を支配し続けている階層秩序は、人間を主体として世界の中心におき、言語は、主体の自由になるというものでした。

　しかしデリダは、エクリチュールが主体の自由にならないものだと主張します。「書くこと」（エクリチュール）とは、この「話すこと」の写し取りであるというのが西洋の形而上学を根本的に支えていた音声中心主義のことなのです。これでは、「意味」＝「話すこと」＝「書くこと」が連続的につながっています。デリダは、言葉が意味と一致するはずだと考えられてきた西洋近代の哲学を否定するのです。論理の展開は、複雑なので省略しますが、デリダは、脱構築、戯れ、差延という用語を駆使して「認識の不可能性」へと向かっていきます。

　デリダがこの脱構築で通じていいたいのは、最終的に、言葉による厳密な認識の不可能性ということに他ならないのです。簡単にいうと、もはや西洋の近代哲学の根本的な知の枠組みが決定的に滅びてしまったということです。

Ⅴ　主体のエピステーメー

❶　厄介なる主体というテーゼ

　本章では、哲学的人間学の断層的なスピンオフ（副産物）である「主体」のありかをエピステーメーの転換から見てきました。

　ジジェクは、『厄介なる主体』（1999 ＝ 2005）において、デカルト的な主体

を問い直しました。

> デカルト的主体を掲げる学問のパルチザンたちは、いまや全世界の前で、み
> ずからの見解やねらい、方向性を公表し、この「デカルト的主体の亡霊」とい
> う伝承のお伽噺に対して、デカルト的主体そのものについての哲学的マニフェ
> ストをぶつけるべきである。

（ジジェク『厄介なる主体』1999＝2005：11）

ジジェクを待つまでもなく、このデカルトの「近代的主体（性）」という概念は、いわゆる「主体」といわれているものの核心部分です。それが批判の対象になっています。デカルトの哲学は、人間の理性への信頼からはじまりました。そもそも「主体」という言葉は、哲学的用語です。本章では、「人間」と読み替えてきましたが、非常に抽象的な言葉です。

この「主体＝人間」への批判は、「近代的自我」と言われる伝統的な哲学上の概念だけに向けられているのではなく、人間という理念へも向けられています。しかし等式としての主体＝人間という理念に対する批判の全体像を捉えるのは容易なことではありません。それは、われわれが「人間」という理念を明確に捉えていませんので、「人間」をそれ以上疑いようのない基準にしているからです。

また主体という用語は、「厄介なる」ことに単なる言葉ではありません。この章では、人間＝主体という視点（概念）からこの用語を使用しましたが、それだけではなく、形而上学における認識主体と、主観と客観に区分された認識論とが議論を複雑にしています。したがって主体は、主体＝人間でもあり、主体＝主観としても扱われて、近代思想の「概要」になるような根本的な概念になってしまいました。そして同時に、主体を強調してきた人間学という形での近代の哲学は、いまや袋小路に突き当たったままです。

いま現代思想は、デリダがいうように、もう言葉が現実を言い尽くせない事態となっています。しかし、それは、もう人間が言葉によってエピステーメーを編みなおすことができないということではありません。人間＝主体が消滅しようとしている現在、今こそ、思想や学問が持っている意味を新しくとらえるエピステーメーの出現しかないと考えます。

【引用・参考文献】

- 今村仁司（1992）『現代思想の基礎理論』講談社学術文庫。
- 内田樹（2002）『寝ながら学べる構造主義』文春新書。
- 大澤真幸（2021）『〈世界史〉の哲学　近代編1　〈主体〉の誕生』講談社。
- 岡本裕一朗（2005）『ポストモダンの思想的根拠』ナカニシヤ出版。
- カール・マルクス（2008）「コミュニスト宣言」今村仁司他訳『マルクス・コレクション II』筑摩書房。
- クロード・レヴィ゠ストロース（1958＝1972）荒川幾男他訳『構造人類学』みすず書房。
- クロード・レヴィ゠ストロース（1955＝1977）川田順三訳『悲しき熱帯　下』中央公論社。
- 小林康夫・大澤真幸（2014）『「知の技法」入門』河出書房新社。
- 酒井直樹（1998）「特集　主体とは何か」『現代思想』第26巻第12号（1998年10月1日号）青土社、66–89。
- 桜井哲夫（1996）『現代思想の冒険者たち　26　フーコー――知と権力―』講談社。
- ジャック・デリダ（1967＝1972）足立和浩訳『グロマトロジーについて』（下）現代思潮新社。
- ジャック・デリダ（1972＝1981）高橋允昭訳『ポジシオン』青土社。
- ジャン゠ポール・サルトル（1943＝2007）松浪信三郎訳『存在と無』ちくま学芸文庫。
- スラヴォイ・ジジェク（1999＝2005）『厄介なる主体1―政治的存在論の空虚な中心―』青土社。
- 竹田青嗣（1992）『現代思想の冒険』ちくま学芸文庫。
- 仲正昌樹（2020）『現代哲学の最前線』NHK出版新書。
- 難波江和英・内田樹（2004）『現代思想のパフォーマンス』光文社新書。
- ミシェル・フーコー（1966＝1974）渡辺一民・佐々木明訳『言葉と物―人文科学の考古学―』新潮社。
- ミシェル・フーコー（1969＝2012）慎改康之訳『知の考古学』河出文庫。
- ミシェル・フーコー（1975＝1977）田村俶訳『監獄の誕生』新潮社。
- 渡辺公三（1996）『現代思想の冒険者たち　20　レヴィ゠ストロース』講談社、来日公演での定義（1977：12）。

第3章

福祉と防災

⬛ はじめに

　高齢者や障害をもつ人たちは災害が起こった時に一人で避難することが難しく、支援が必要になります。国はこのような人たちを「避難行動要支援者」として、災害対策基本法を改正して2013年避難行動要支援者名簿の作成を市町村の義務としました。また、2022年度からは個別避難計画の策定を市町村の努力義務としています。

　避難行動要支援者の基準は自治体によって異なりますが、その多くは要介護認定高齢者や障害をもつ人たちが対象となっています。どのくらいの人がいるのでしょうか。表3-1に示すように、『令和4年版厚生労働白書』によりますと、要介護認定高齢者数は684.2万人、身体障害者436.0万人、知的障害者109.4万人、精神障害者419.3万人、合計1,648.9万人です。障害が重複していたり、介護度や障害程度がそれぞれ異なりますので、皆が支援を必要としているわけではありませんが、かなり多くの対象者がいることがわかります。

　日本では台風や豪雨など水害の被害が毎年のように続いています。例えば、2018年西日本豪雨では、愛媛県や広島県や岡山県を中心として、死者223名、行方不明者8名となりました[1]。そのうち年齢や死亡した状況が明らかになっている人の7割超が60歳以上でした[2]。

　また、介護が必要な高齢者や障害をもつ人等が入所している要配慮者利用施設は、2017年水防法が改正され、避難確保計画を義務付けられています。これらの施設は比較的安価で広い土地が手に入る川の近くや山沿いの場所に建てられていることがあります。2020年熊本豪雨では、熊本県球磨村にある球磨川近くの特別養護老人ホームが浸水し、高齢者14人が犠牲となりました[3]。2021年、国は水防法を改正して、避難確保計画に基づく避難訓練をした時の

報告を義務付けました。

　そして、水害だけでなく、今後30年以内に70%の確率で起こると予測されている首都直下地震や70〜80%の確率とされる南海トラフ地震への備えも必要です。備えが十分でないと、高齢者や障害をもつ人など災害弱者と言われる人たちが再び犠牲となる危険があります。

　次に、高齢者や障害をもつ人など避難行動要支援者に対して、国がどのような取り組みをしてきたのか、見ていきましょう。

表3-1 ── 要介護認定高齢者数ならびに障害者数

	人数
要介護認定高齢者 （2021年4月末時点）	684.2万人[※1]
身体障害者（推計）	436.0万人[※2]
知的障害者（推計）	109.4万人[※2]
精神障害者（推計）	419.3万人[※2]
合計	**1,648.9万人**

（出所）『令和4年版厚生労働白書』
※1はp.235、※2はp.223。

Ⅱ 国の避難行動要支援者への対応の変遷

　日本において、災害が起こった時に対応する法律は「災害対策基本法」です。この法律は、1959年に死者・行方不明者5,000人以上という大きな被害が出た伊勢湾台風をきっかけとして、1961年に制定されました。

　1980年代頃から災害が起こった時に高齢者や障害をもつ人たちが犠牲になることが目立ち始め、「災害弱者」という言葉が使われ始めました。

　1995年1月17日阪神淡路大震災が起こり、近代化された大都市を最大震度7という激震が襲いました。6,434人が亡くなり、兵庫県調査によると65歳以上の高齢者の死亡数は3,172人で約5割を占めました。そして、地震による直接死と判明している5,483人の死因を分析した結果、最も多かったのは窒息・圧死72.6%でした[(4)]。最大震度7の激震が古い木造住宅を一瞬で破壊し、2階が1階を押しつぶすという事例が多数発生しました。高齢者は古い木造住宅に住んでいることが多く、犠牲者が増えたと考えられます。阪神淡路大震災は、建物の耐震化の重要性や家具固定の必要性を改めて認識させられた災害です。

　2004年は10月までに10個の台風が上陸して、各地で水害をもたらしました。国は、2005年「集中豪雨等における情報伝達及び高齢者等の避難支援に関する検討会」で災害時要援護者の避難支援ガイドラインを作成しました。この頃は高齢者や障害をもつ人たちを「災害時要援護者」と言っていました。

そして、2007年「災害時要援護者の避難支援における福祉と防災の連携に関する検討会」は「災害時要援護者対策の進め方について〜避難支援ガイドラインのポイントと先進的取組事例〜」を作成しました。

　2011年3月11日東日本大震災が発生しました。警察庁は死者1万5,900人、行方不明者2,523人と発表しています（2022年3月9日）。そして、NHKは障害をもつ人の死亡率を調べ、その死亡率は全体の割合と比較して2倍以上と報告しています[5]。2012年、国は「災害時要援護者の避難支援に関する検討会」を始めました。そして、2013年「災害対策基本法」を改正して、「避難行動要支援者名簿規程」が創設されました。高齢者や障害をもつ人たちを「避難行動要支援者」と言うようになりました。同年には「避難行動要支援者の避難行動支援に関する取組指針」も策定されました。これで、高齢者や障害をもつ人たちへの対策が整ったと思われましたが、実際には避難行動要支援者名簿は上手く活用されませんでした。例えば、名簿を誰に渡すのか決めていない自治体もあれば、個人情報保護を守れないというので自治会が名簿の受け取りを拒否することもありました。そして、名簿を受け取っても金庫の中に保管したままでまったく活用していない自治会も多くありました。その後の災害で、名簿を作成しただけでは避難行動要支援者を助けることができないことが明らかとなりました。

　2018年7月豪雨において、岡山県倉敷市真備町では70歳以上の犠牲者の割合が51人中45人と、約80％となりました[6]。2019年台風第19号では、死亡した84人中65歳以上が55人であり、約65％でした[7]。翌年の2020年7月豪雨では、65歳以上の死者数は80人中63人で、約8割を占めました[8]。「2019年台風第19号等を踏まえた高齢者等の避難に関するサブワーキンググループ」は避難行動要支援者の避難を検討しました。2021年3月5日災害対策基本法改正が閣議決定され、個別避難計画の策定は市町村の努力義務となりました。

　次に、避難行動要支援者の個別避難計画について見ていきたいと思います。

▣ 避難行動要支援者の個別避難計画について

　災害対策基本法第49条の10では、避難行動要支援者を「要配慮者のうち、災害が発生し、又は災害が発生するおそれがある場合に自ら避難することが

困難な者であって、その円滑かつ迅速な避難の確保を図るため特に支援を要するもの」と定義しています。

　国は2013年6月災害対策基本法一部改正で、市町村に対して避難行動要支援者名簿の作成を義務付けました。2022年1月1日時点の消防庁調べによると、全国の市町村の99.9%、1,739団体で名簿作成済みとなっています[9]。

　筆者は個別支援と地域支援を一体的に行うコミュニティソーシャルワーカーとして避難行動要支援者の支援に関わってきました。その活動の中で、名簿を作成しただけでは決して災害時に避難支援をすることはできないことを実感しました。モデル事業として、行政と共に避難行動要支援者の個別避難計画を作成して実際の防災訓練に参加する取り組みを行いました。個別避難計画に基づいて避難訓練をすると問題点が明らかとなり、翌年の防災訓練の改善に役立ちました。

　個別避難計画の作成状況について、2022年1月1日時点の消防庁調べによると、全国の市町村1,741団体のうち、個別避難計画が「策定済」は137団体で7.9%、「一部策定済」は1,030団体で59.2%、「未策定」は574団体で33.0%でした[10]。国は、2022年4月から5年間で避難行動要支援者の個別避難計画策定を完了するように指示しており、多くの自治体はこれから本格的に取り組んでいきます。

　「避難行動要支援者の避難行動支援に関する取組指針」(2013年8月)には、個別避難計画を作成する時は名簿の記載情報に加え、①発災時に避難支援を行う者、②避難支援を行うに当たっての留意点、③避難支援の方法や避難場所、避難経路、④本人が不在で連絡が取れない時の対応等を記録することとなっています。

　筆者も感じたことですが、個別避難計画を作成する時に最も難しいことは、支援をする人、支援者を見つけることです。支援者として名前を載せるのは責任が重い、もし災害時に助けることができなければ責任をとらなければならないと心配する人がいます。そのため、ある自治体では個別避難計画書に「もし災害時に避難支援ができなくても責任を問わない」と明記しています。

　また、避難行動要支援者が地域から孤立している場合も支援者を見つけるのが難しいケースです。隣の人に支援者になってほしいと依頼しても、「あの人とは付き合いたくない」と断られることもあります。その結果、地区を担

当する民生委員がとりあえず支援者の欄に名前を書くということが繰り返され、1人の民生委員が5人分の個別避難計画の支援者になったという話も聞きました。これは現実的ではありません。緊急を要する災害時において、1人の民生委員が地域の中に点在する5人の高齢者や障害をもつ人を一斉に支援することはできないからです。

　また、見知らぬ人の支援者になることも躊躇されます。日常において地域の中で顔の見える関係ができていないと支援者を見つけることは難しいものです。それでは、先駆的な取り組みをしている自治体ではどのように個別避難計画を策定しているのか、具体的な事例を紹介します。

Ⅳ 個別避難計画の具体例

　まず、大分県別府市の事例です。別府市は、2016年度から障害をもつ人、高齢者、福祉関係者、地域の人が行政と協働しながら「インクルーシブ防災」（インクルーシブとは、包括的な・排除しない）事業として個別避難計画に取り組んでいます。2017度からは「災害時ケアプラン」を介護支援専門員（ケアマネジャー）や相談支援専門員等の福祉関係者が参加して、当事者や地域関係者や行政等と協働して作成しています。

　次に、兵庫県は1995年1月17日阪神淡路大震災において大きな被害を受けた県です。県は防災について熱心に取り組んでおり、2018年度から介護支援専門員（ケアマネジャー）や相談支援専門員等が協力して通常のケアプラン作成に合わせて個別避難計画を作成する「防災と福祉の連携促進モデル事業」を始めています。2020年度からは兵庫県全市町において一般施策として実施しています。

　別府市と兵庫県の取り組みで共通していることは4点です[11]。

　第一に、介護支援専門員（ケアマネジャー）や相談支援専門員等の福祉関係者が参加していることです。そして、計画を策定した場合、兵庫県では通常のケアプランの介護報酬約13,000円に加えて、個別避難計画作成の報酬として7,000円を給付しています。

　第二に、福祉関係者だけで計画を策定するのではなく、当事者と相談して避難のために必要な事項を整理し、その後ケース会議を開いて避難行動要支

援者と地域住民等が集まり、個別避難計画を策定しています。

　第三に、策定された個別避難計画は地域の防災訓練等で実践して、改善が必要な場合は計画の見直しを行っています。

　第四に、当事者と福祉関係者、地域住民等をつなぐために、別府市ではコミュニティソーシャルワーカーがその役割を果たしています。兵庫県では、支援のために人材養成研修を実施しています。

Ⅴ これからの個別避難計画の策定について

　2022年度から自治体の努力義務となった個別避難計画ですが、本格的に進むのはこれからです。個別避難計画を進めていく場合にどのようなことに留意すればよいでしょうか。

　「2019年台風第19号を踏まえて高齢者等の避難に関するサブワーキンググループ最終とりまとめ」は、「個別計画は、市区町村が策定の主体となり、関係と連携して策定する必要がある」と書いています[12]。行政が社会福祉協議会に計画作成を委託する場合がありますが、あくまでも個別計画の策定主体は行政であることを忘れてはならないということです。

　そして、個別計画の関係者として「町内の防災・福祉・保健・医療などの関係する部署のほか、庁外の介護支援専門員や相談支援専門員などの福祉専門職、民生委員、町内会長・自治会長等、自主防災組織、地域医師会、居宅介護支援事業者や相談支援事業者などの事業者、社会福祉協議会などの地域の医療・看護・介護・福祉などに関する職種団体、地域で活動する障害者団体、地域福祉コーディネーター・専門機関・社会福祉協議会が主導する住民による地域の支え合いのネットワーク等」があげられています[13]。筆者が関わった事例からも地域にあるさまざまな関係団体がつながることで個別避難計画の作成がスムーズに進みました。

　介護支援専門員や相談支援専門員については、日頃からケアプラン作成を行い、避難行動要支援者本人の状況をよく把握している福祉関係者が個別計画策定に関わる重要性を指摘されています。しかし、まだ福祉や介護のサービスを利用していない当事者もいますので、その場合は地域の機関や団体などの協力が重要です。

災害対策基本法第49条の14には「市町村長は、地域防災計画の定めるところにより、名簿情報に係る避難行動要支援者ごとに、当該避難行動要支援者について避難支援等を実施するための計画（以下「個別避難計画」という。）を作成するよう努めなければならない。」とありますが、但し書きとして、「個別避難計画を作成することについて当該避難行動要支援者の同意が得られない場合は、この限りではない」とあります。つまり、本人の同意がない場合は努力義務規定がかからないので、作成しなくてもよいという意味です。

　筆者が関わった事例で個別避難計画の前段階である「避難行動要支援者名簿」の作成を断わる人がいました。高齢者の中には「もういつ死んでもよいから面倒なことはせん」と断わられる人がいます。実際に災害が起こったら、どうなるでしょうか。

　2011年3月11日東日本大震災では、大津波警報が発令され、多くの民生委員や消防団員が高齢者等に避難しましょうと呼びかけました。説得するのに時間がかかり、その間に津波が押し寄せて、当事者、そして民生委員や消防団員が犠牲となったケースがあります。東日本大震災では、民生委員56人、消防団員252人が亡くなっています[14]。もし、事前に個別避難計画が作成されており、すぐに避難することができていれば避難行動要支援者も支援者も助かった事例が多くあったのではないでしょうか。高齢者や障害をもつ人たちが積極的に避難行動要支援者の名簿作成や個別避難計画作成に同意して、地域の中で共に生きる「地域共生社会」の一員として参加することが望まれます。

　個別避難計画の作成は、地域のネットワークづくりにつながります。支援者が決まり、それまで見知らぬ人同士だった人が挨拶するようになり、コミュニケーションが深まっていく事例がありました。また、支援者が決まったことで、支援者と一緒に地域の防災訓練に参加するようになり、そこで地域のさまざまな人たちと交流が生まれた事例もありました。そして、避難行動要支援者が防災訓練だけでなく地域のさまざまな行事に参加するようになり、顔の見える関係を広げた事例もありました。これは日常の見守りにつながり、そして最期まで安心して暮らせる町づくりにつながります。

　国は地域の実情を踏まえながら、おおむね5年程度で個別避難計画の策定をするように示しています。個別避難計画の経費については「これまでの事

例等から、福祉専門職の参画に対する報酬や事務経費など一人あたり7千円程度を要するものと想定」しており、2021年度から「市町村における個別避難計画の作成経費について、新たに地方交付税措置を講ずる」としています[15]。

Ⅵ まとめ

　2011年3月11日東日本大震災では、高齢者や障害を持つ人たちが多く亡くなりました。国は、2013年災害対策基本法を改正して、避難に支援が必要な人たち、避難行動要支援者の名簿作成を義務付けました。しかし、名簿を作成しただけでは十分でないことが明らかとなりました。行政が名簿を作成しても地域の誰に渡したらよいかわからないとか、自治会に渡そうとしても保管責任がもてないからと断わる事例もありました。そして、その後の台風や豪雨等で高齢者や障害をもつ人の犠牲が続きました。国は災害対策基本法を改正して、2022年4月から避難行動要支援者の個別避難計画を作成することを市町村の努力義務としました。ただし、本人の同意が得られない場合この努力義務規定はかかりません。また、対象者の範囲が自治体によって異なるなど、全ての人が安全に避難できる体制はまだ十分とはいえません。

　前述した別府市や兵庫県の事例では、介護支援専門員（ケアマネジャー）や相談支援員が中心となって個別避難計画を作成していました。介護や福祉の専門職たちは症状やサービス内容を把握している等の長所があります。しかし、まだ福祉や介護のサービスを利用していない人はケアマネジャーや相談支援員が付いていません。個別支援と地域支援を一体的に行うコミュニティソーシャルワーカーが個別避難計画の作成を支援することは有効ですが、全国すべての市町村に配置されていません。それを考えると、社会福祉協議会は全国の市町村に設置されていますので支援しやすい状況にあります。

　ここで重要なことは、個別避難計画を作ることが目的ではないことです。計画作成だけであれば、パソコンで簡単に作成することができます。そうではなく、災害時だけでなく日常において支え合えるコミュニティの仕組みを作ることが大切です。そのためには、地域の関係者が協働して、個別避難計画を作成することは意味があります。個別避難計画づくりを通してコミュニケーションが生まれ、日常のネットワークづくりにつながっていきます。

今後、地球温暖化にともない、水害などの災害が頻発すると予測されています。十分な備えをしておかなければ避難行動要支援者の命を守ることができません。大学の防災科目では、災害時に起こるさまざまな問題を考えるとともに、災害が起こる前にどのような備えをしておけば自分と大切な人の命を守ることができるか、一緒に考えていきましょう。

【注】
(1) 国土交通省「平成30年7月豪雨災害の概要と被害の特徴」https://www.mlit.go.jp/river/shinngikai_blog/hazard_risk/dai01kai/dai01kai_siryou2-1.pdf（2022年6月29日検索）。
(2) 『朝日新聞』2018年7月13日付「豪雨犠牲者、7割超が60歳以上『災害弱者』浮き彫り」https://www.asahi.com/articles/ASL7D7FSZL7DPTIL01N.html（2022年6月29日検索）。
(3) 『熊本日日新聞』2021年1月11日付「高齢者14人が犠牲　老人ホームで何が起こった？熊本豪雨、関係者の証言」https://kumanichi.com/articles/49689（2022年6月29日検索）。
(4) 兵庫県「阪神・淡路大震災の死者にかかる調査について（平成17年12月22日記者発表）」https://web.pref.hyogo.lg.jp/kk42/pa20_000000016.html（2022年6月22日検索）。
(5) 警察庁「平成23年（2011年）東北地方太平洋沖地震の警察措置と被害状況」https://www.npa.go.jp/news/other/earthquake2011/pdf/higaijyoukyou.pdf。NHKハートネット「東日本大震災時のデータ（障害者の死亡率）」https://www.nhk.or.jp/heart-net/topics/19/data_shiboritsu.html（両者とも2022年8月11日検索）。
(6) 国土交通省、前掲URL（2022年6月29日検索）。
(7) 内閣府「令和元年台風第19号等を踏まえた高齢者等の避難に関するサブワーキンググループ最終とりまとめ」https://www.bousai.go.jp/fusuigai/koreisubtyphoonworking/pdf/dai19gou/hinan_honbun.pdf（2022年6月19日検索）。
(8) 内閣府、前掲URL（2022年6月19日検索）。
(9) 消防庁「避難行動要支援者名簿及び個別避難計画の作成等に係る取組状況の調査結果」https://www.soumu.go.jp/main_content/000822486.pdf（2022年6月29日検索）。
(10) 消防庁、前掲URL（2022年6月29日検索）。
(11) 全国介護保険・高齢者保健福祉担当課長会議「高齢者・障害者等の個別避難計画に関する防災と福祉の連携について」p.7　https://www.mhlw.go.jp/content/12300000/000750360.pdf（2022年6月29日検索）。
(12) 内閣府、前掲URL（2022年6月29日検索）。
(13) 全国介護保険・高齢者保健福祉担当課長会議、前掲URL、p.7。
(14) 民生委員については全国民生委員児童委員連合会　https://www2.shakyo.or.jp/wp-content/uploads/2019/03/14c7e8c35afed1e3b2385c00d4589e37.pdf。消防団は消防庁　https://www.fdma.go.jp/relocation/syobodan_katudo_kento/cyukan_houkoku/sanko/07.pdf（両者とも2022年6月29日検索）。
(15) 全国介護保険・高齢者保健福祉担当課長会議、前掲URL、p.18。

第4章

障害のある人とともに暮らす社会

■ はじめに

　さまざまなわが国の障害者福祉施策は、障害者の「完全参加と平等」を基本理念とした「障害者基本法」に基づいて講じられています[(1)]。本章では、障害のある人も地域で安心して暮らせる社会とはどのようなものか、その実現のためにはどうすればよいかについて学んでいきます。

　また、本章では、障害を有する当事者の思いや経験を踏まえて学んでいきます。その資料として、小島直子さんの著書『口からうんちが出るように手術してください』から適宜引用することとします。1968年生まれの小島さんは、脳性小児マヒにより、移動や更衣、排泄などに介護が必要な方で、現在バリアフリーコンサルタントをなさっています。

■ 障害とは

❶ 障害のある人

　令和4年度の「障害者白書」によると、身体障害、知的障害、精神障害の3区分について、各区分における障害者数の概数は、身体障害者（身体障害児を含む）436万人、知的障害者（知的障害児を含む）109万4千人、精神障害者419万3千人となっています。

　また、人口千人当たりの人数は、身体障害者34人、知的障害者9人、精神障害者33人となり、国民のおよそ7.6%が何らかの障害を有しているということになります。このように、この社会において障害のある人は少数派で、障害のない人の方が多数派です。

❷ 障害の定義

目が不自由なことを視覚に障害があるといいますが、端的に、視覚に障害があるといっても、見え方はさまざまです。また、視覚以外の感覚器である聴覚や運動器である手足に障害のある人もいます。これらの障害は身体障害といわれ、他にも、知的障害や精神障害、さらに認知機能障害や発達障害、近年では性同一障害も知られるようになってきました。このように障害は多種多様にあり、そこから派生する生活のしづらさもさまざまです。

現在、わが国における最も一般的な障害に関する定義は、障害者基本法にあります。この第2条には、「身体障害、知的障害、精神障害（発達障害を含む。）その他の心身の機能の障害（以下「障害」と総称する。）がある者であって、障害及び社会的障壁により継続的に日常生活又は社会生活に相当の制限を受ける状態にあるものをいう」とされています。また、この"社会的障壁"については、「障害がある者にとって日常生活又は社会生活を営む上で障壁となるような社会における事物、制度、慣行、観念その他一切のものをいう」と規定されています。

この定義は、2011年に改正されました。これは、この次に述べる1980年代以降の障害の概念に関する国際的な動向を受けたものです。

Ⅲ 障害者福祉の基本理念

❶ ノーマライゼーション

ノーマライゼーションは、世界中で最も一般的な障害者福祉の基本理念です。これは、デンマークで知的障害者の福祉に尽力したというバンク－ミケルセンによって提唱されました。

ノーマライゼーションとは、人権そのものであり、社会的支援を必要としている人々（例えば、障害のある人たち）を「いわゆるノーマルな人にすることを目的としているのではなく、その障害を共に受容することであり、彼らにノーマルな生活条件を提供すること」というものである、とされています（河東田 2008）。

またノーマライゼーションを具現化するためには、表4-1のようなノーマ

表4-1 —— ノーマライゼーション8つの原理

①1日のノーマルなリズム
②1週間のノーマルなリズム
③1年のノーマルなリズム
④ライフサイクルにおけるノーマルな発達的経験
⑤ノーマルな個人と尊厳の自己決定権
⑥その文化におけるノーマルな両性の形態
⑦その社会におけるノーマルな経済水準とそれを得る権利
⑧その地域おけるノーマルな環境水準

（出所）河東田（2008）より作成。

ライゼーション8つの原理を具現化する必要があるとされています。

❷ リハビリテーション

　リハビリテーションはひろく一般に知られている用語です。具体的には、下肢の骨折が治った後、歩行機能を回復させる訓練などと理解されていますが、これは医学的リハビリテーションのみのことです。世界保健機関（WHO）の定義では、リハビリテーションとは、「医学的、社会的、教育的、職業的手段を組み合わせ、かつ、相互に調整して、訓練あるいは再訓練することによって、障害者の機能的能力を可能な限り最高のレベルに達しせしめることである」となっています。リハビリテーションの目的は、奪われ、傷つけられた尊厳や権利、人権が本来のあるべき姿に回復すること＝「全人的復権」にあるとされています。つまり、先の例のような単に身体機能を回復させる訓練に留まるものではないということです。

（1）医学的リハビリテーション
　病院など医療機関で行われる理学療法や作業療法などのことです。心身機能の回復、維持、強化などを目的として、医師、看護師、理学療法士、作業療法士、言語聴覚士などの医療専門職がチームで実施するものです。

(2) 職業リハビリテーション

　障害のある人が仕事に就くことができるようにする、職業指導、職業訓練、職業紹介などのことです。わが国では、「障害者の雇用の促進等に関する法律（障害者雇用促進法）」や「障害者の日常生活及び社会生活を総合的に支援するための法律（障害者総合支援法）」に基づいて提供されています。

(3) 社会リハビリテーション

　障害者自身の社会生活力を高めることを目的としたリハビリテーションです。この社会生活力とは、さまざまな社会的な状況の中で、自分のニーズを満たし、一人ひとりに可能な最も豊かな社会参加を実現する権利を行使する力のことです。

(4) 教育リハビリテーション

　障害のある児童や人の能力を向上させ、潜在能力を開発し、自己実現を図れるように支援することを目的にしたものです。教育リハビリテーションは子供に特化したものではなく、社会教育や生涯教育なども含む幅広い教育活動のことです。

❸ 自立

　一般的に自立とは、「他の助けや支配なしに自分一人の力だけで物事を行うこと。ひとりだち。独立」（スーパー大辞林3.0）という意味です。しかし、福祉分野では、人権意識の高まりやノーマライゼーションの思想の普及を背景として、「自己決定に基づいて主体的な生活を営むこと」、「障害をもっていてもその能力を活用して社会活動に参加すること」という意味としても用いられています。

　これには、1960年代のアメリカで、施設で介護を受けて生活していた障害をもつ学生が、自ら「重度の障害があっても自分の人生を自立して生きる」と主張した、「自立生活運動」が大きく影響したといわれています。自立について、小島さんは、当事者としての思いを次のように語っています。

　　ちょうだいの手のポーズができないから、水がすくえない。歯も顔もお任せして洗ってもらえば簡単で楽だし、時間もかからない。でも、たとえびちょび

ちょになっても、時間がかかっても、やっぱりひとりで磨いたり洗うのが一番気持ちいい（小島 2000：6）。

　ここからは、不自由で時間がかかっても自分でやりたいという小島さんの思いがよく伝わります。また、大学生の頃に感じたことを次のように語っています。少し長くなりますが、自立とは何か考えさせられる内容なので引用します。

　　身体機能を向上させ、何もかもひとりでできるようになることが自立。「できないこと」をどんな手段を使っても「できること」に変えていくことが、自立。ずっと、そう思っていた。

　　ストッキングエイドという自助具を使って、1時間かけて靴下をはくこと。お風呂場で泡付きのスポンジを持ち上げては落とし、また持ち上げてを繰り返し、汗をかきながら洗った太股と両腕。ちょっとブカブカのTシャツを、何回かバランスを崩して転んだりしながらもひとりで着られること。

　　たとえみんなの何倍もの時間を費やしたとしても、自分ひとりの力だけでできることがうれしかった。それが自立だと思っていた。努力してできなかったことが、できないと思っていたことができるに変わっていくのはうれしかったし、今はたとえ時間がかかっても、毎日練習しているうちに、少しずつスピードアップしていけるはずと信じていた。

　　ところが、ある日、隣に住んでいた車イスの先輩に忠告された。〈中略〉「いつまで頑張る気？　今のままの生活を続けていたら、潰れちゃうよ。どこかで上手に息を抜いていかないと。生活は毎日ずっと続いていくんだよ。たとえばね、今1時間かけて靴下がはけたとしても疲れるし、他のいろんなところに時間がかけられないでしょ。もし誰かの手を借りてそれが30秒で終われば、残りの59分30秒は自分の時間に使えるのよ。好きな本を読んだり、口紅をつける時間にね」

　　気持ちが楽になった。先の人生にゆとりを見出せるようになった。先輩に感謝で、それ以来、化粧や歯磨きのように"どうしてもひとりでやりたいこと"と、着替えや入浴のように"誰かの手を借りること"を組み合わせ、一日の生活メニューに応じて、時間を能率よくコントロールできるようになる。

　　どんなに頑張ってもひとりでできないことがあることも、生活のなかで知った。この「できないこと」を認めることも、自立のひとつかもしれない。認めるまでにはかなりの時間がかかったが、あきらめという意味ではなく、現実的な問題として受け止めなければと考え直した。車イスからの移動や入浴など、どれだけ機能回復訓練を頑張っても、障害に合わせた工夫をこらしても、どうしてもできないこともある。いい意味で発想を転換していかないと、先には進

表4-2——障害の捉え方　2つのモデル

	概要	障害は	社会適応には
医学モデル	障害を個人の心身機能の問題と捉える。障害は、病気や外傷などから直接生じるものと考え、治療やリハビリテーションを用いて、個人が努力して回復することを目指す。	異常	・医療、リハビリテーションの実施 ・本人の努力
社会モデル	障害は、障害を有する人と障害がないことを前提とした社会との相互作用で生じるものと捉える。物理的環境、人的環境などを整えることは社会の側の責務とする。	個性	・障壁（バリア）となるものを排除して環境を整える ・社会の責務

(出所) 介護福祉士養成講座編集委員会編集 (2022)、国土交通省総合政策局安心生活政策課 (2018) を参照し作成。

めない（小島 2000：166–168）。

　この小島さんの体験から、自立とは何か、簡単に言い表せるようなものではないことがわかります。一方、ここには障害者の支援をする側にとっても大切なこと、自立を支援することとはどうあるべきかについて、ヒントが含まれています。つまり、障害を有する当事者が「どうしたいのか」に耳を傾け、あくまでも本人主体で、自己選択、自己決定を尊重することが重要だということです。これは、ノーマライゼーションの原理の1つ、「ノーマルな個人と尊厳の自己決定」に該当するものです。

Ⅳ 障害の捉え方

❶ 医学モデル

　障害をどのように捉えるかについて、ここでは2つのモデルを紹介します。1つは、「医学モデル」といわれるもので、障害は、病気や怪我などから生じた個人的な問題とするものです。この考えでは、医療によって可能な限り損傷部位を修復し、リハビリテーションで機能を回復させるようアプローチするということになります。また、障害のある人が社会参加するには、今ある環境に、社会に適応できるよう自身で努力することが求められます。

　しかし、実際には最先端の医学を用いても、自分でどれほど努力しても解決が難しいものもあります。小島さんも、「どんなに頑張ってもひとりででき

ないことがある」と述べていました。また、彼女は、小学生の頃の機能回復訓練について次のように振り返っています。小島さんは1968年生まれなので、おそらくこれは1970年代後半の出来事だと考えられます。ここから、当時の障害の捉え方が「医学モデル」であり、これを反映した訓練が実施されていたことが推察されます。

> 2週間に1度、父が仕事を休める土曜日に、学校を休んでオンボロ車で訓練に通っていた。父と二人だけのデートはちょっとだけうれしかったが、通園可能な曜日はいつも土曜日。休まなければならない授業がいつも同じなために、どんどん遅れていってしまうことだけが不安だった。なんといっても苦手な図工。絵を描くのも工作も、みんなより時間がかかる。にもかかわらず、それを休むのは現実的にも精神的にも痛かった。
>
> そこで、悩み始めた。この訓練をいつまで続ければいいんだろう？ これ以上めざましい成果が望めないのなら、それはそれとして受け止めていかなければいけないのではないだろうか？
>
> 人生、まだまだこれからだ。今、一番やりたいことをやろう。毎日の生活のなかで、この身体とうまく付き合っていこうと決めた。痛く苦しいだけの、機能回復のためだけのリハビリではなく、楽しい学校生活と暖かい家庭の中で、身体に残された能力を発見し、育てていく日常生活のリハビリへ切り替えよう。そう、目ざめた。(小島 2000：89–90)

❷ 社会モデル

　もう1つの捉え方は小島さんが子供の頃にはまだなかったもので、障害の多くは社会環境によってつくりだされたものとする、「社会モデル」といわれるものです。先に述べたように、障害は多種多様にあります。しかし、建物や道路など多くのは、多種多様な障害のある人が生活している、ということを考慮せずにつくられています。つまり、障害のある人にとっては、このような環境ではさまざまな障壁が生じてしまいます。そこで、これらの障壁を取り除き、適切な環境を整えるのは、社会の側の責務とすると考えます。

　例えば、自分が車いすに乗った状態で切符を購入したり、自動販売機で飲み物を買ったりする場面を想像してみましょう。操作するボタンの位置に手が届かなければ購入できませんが、手が届けば問題なく購入することができます。このように、障害は、とりまく環境との関係によって生じるため、環

表4-3 ── ユニバーサルデザイン7つの原則

```
①利用の公平性
②利用するときの柔軟性
③簡単で直観的な使用法
④分かりやすい情報
⑤誤りに対する寛容性
⑥身体的負担の軽減
⑦使いやすい大きさと十分な使用空間
```

（出所）岡本（2011）を引用。

境を整えることで取り除くことも可能となります。

　この考え方は、2006年に国際連合で採択された「障害者権利条約」で示されました。また、これを受けて日本では、2011年には「障害者基本法」が改正され、障害者を「障害があるものであって、障害及び社会的障壁により継続的に日常生活又は社会生活に相当な制限を受ける状態にあるものをいう」と定義が見直されました。

Ⅴ　障壁・バリアへの対処

❶　ユニバーサルデザイン

　ユニバーサルデザインは、米国ノースカロライナ州立大学の建築家・デザイナーであるロナルド・メイスらが提唱したことが始まりといわれています。年齢、性別、国籍、個人の能力にかかわらず、はじめからできるだけ多くの人が利用可能なように利用者本位、人間本位の考え方にたって、快適な環境をデザインすることを指しています。ここで再度、小島さんの著書から、ユニバーサルデザインに関連する記述を引用します。

　　設備面で中学校になってから楽になったのは、車イス用トイレが最初からあったこと。校舎1階の隅っこにそれはポツンとあって、半・小島直子専用になっていたが、スキーや部活動で骨折したり捻挫したりした生徒も、利用していた。（小島 2000：92）

ここに登場する「車イス用トイレ」は、車イスユーザーの小島さんのみならず、怪我をした他の学生にも使いやすいものだったということですね。つまり、ここにユニバーサルデザインの要素が含まれていると考えられます。また、「車イス用トイレ」は、一般トイレが使いづらい人びとに、「ノーマルに排泄する機会を設ける」という意味で、ノーマライゼーションの原理を具現化するものともいえるものです。

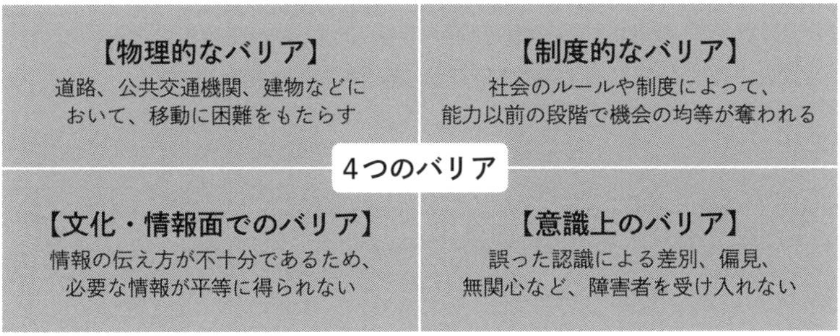

【物理的なバリア】 道路、公共交通機関、建物などにおいて、移動に困難をもたらす	【制度的なバリア】 社会のルールや制度によって、能力以前の段階で機会の均等が奪われる
【文化・情報面でのバリア】 情報の伝え方が不十分であるため、必要な情報が平等に得られない	【意識上のバリア】 誤った認識による差別、偏見、無関心など、障害者を受け入れない

（中央）４つのバリア

図4-1 —— ４つのバリア

（出所）国土交通省総合政策局安心生活政策課（2018）を参照し作成。

❷　バリアフリー

　「高齢者、障害者等の移動等の円滑化の促進に関する法律」通称バリアフリー法は、2006年に施行されました。その名の通り、この法律の目的は、高齢者や障害のある人が、肉体的、精神的に負担なく移動ができるように、街や建物のバリアフリー化を促進することです。

　そもそもバリアとは、障壁や壁という意味で、バリアフリーとはバリアがないこと、あるいは障壁を取り除くことです。また、一般にバリアは、「物理的なバリア」「制度的なバリア」「文化・情報面のバリア」「意識上のバリア」の４つがあると知られています。単に物理的なものだけではないということを知る必要があります。

　さて、福祉を学ぶ大学生となった小島さんは、バリアフリーの進む福祉先進都市の１つであるカリフォルニアを訪れたそうです。その時の体験を次のように述べています。

自由時間に友達と街中を自由に歩く。歩道が広く、スピードがビュンビュン出せる。ローラースケート気分で髪なびかせながら、颯爽とスーパーカーを操る。ときに調子に乗る悪い癖があって、「ひとりで街を歩いてみたい」と友達に告げ、強引に「じゃぁ、2時間後にここね!」と無理な約束をさせ、ひとりの時間を楽しんだ。

　せっかくだからバスにも乗ってみたいし、地下鉄にも乗ってみよう。怖いもの知らずの大冒険が始まった。

　〈中略〉

　行先は決められなかったが、1区間だけでも乗ってみようと待つと、運よくバスが見えた。手を上げたら、乗客をたくさん乗せたバスはガクンガクンしながら止まり、笑顔で運転手さんが降りてきた。「Where do you go?」とか「Oh! very cute!」と話しかけてくる。イライラまっている人なんてひとりもいなかった。心までバリアフリー化されているバークレーでは、99%の確率でバスにリフトが備えられていた(小島 2000：171-172)。

　この記述から、初めての体験にワクワクし、いきいきと活動している彼女の姿が浮かんできます。このように、バリアフリーが実現した社会においては、障害は違ったものになります。そうです、障害はとりまく環境との関係によって、重くも軽くもなり得るものなのです。

Ⅵ 最後に

　障害のある人とともに暮らす社会の実現には、ノーマライゼーションの理念を理解して、社会モデルで障害を捉え、社会の障壁・バリアを取り除いていくことが求められます。また、私たち多数派の一人ひとりが、障害のある人の立場に立ち、この社会にどのような障壁・バリアがあるのかを知り、自分に何ができるのか考え行動することで実現可能となるものです。

【注】
(1)「障害者基本法」第1条　この法律は、全ての国民が、障害の有無にかかわらず、等しく基本的人権を享有するかけがえのない個人として尊重されるものであるとの理念にのっとり、全ての国民が、障害の有無によって分け隔てられることなく、相互に人格と個性を尊重し合いながら共生する社会を実現するため、障害者の自立及び社会参加の支援等のための施策に関し、基本原則を定め、及び国、地方公共団体等の責務を明

らかにするとともに、障害者の自立及び社会参加の支援等のための施策の基本となる事項を定めること等により、障害者の自立及び社会参加の支援等のための施策を総合的かつ計画的に推進することを目的とする。

【参考文献】

- 医療情報科学研究所編集（2022）『公衆衛生がみえる2022–2023』メディックメディア。
- 岡本明（2011）「S3群−10編−7章　ユニバーサルデザイン」『知識の森』電子情報通信学会　https://www.ieice-hbkb.org/portal/doc_index.html（2022年10月26日参照）。
- 介護福祉士養成講座編集委員会編集（2022）『最新介護福祉士養成講座14　障害の理解　第2版』中央法規出版。
- 河東田博（2008）「ノーマライゼーションを具現化するとは」『社会福祉学評論』（8）、29–35。
- 国土交通省総合政策局安心生活政策課（2018）「障害ってどこにあるの？　こころと社会のバリアフリーハンドブック」　https://www.mlit.go.jp/common/001250069.pdf（2022年10月26日参照）。
- 小島直子（2000）『口からうんちが出るように手術してください』コモンズ。
- 社会福祉士養成講座編集委員会編集（2019）『新・社会福祉士養成講座14　障害者に対する支援と障害者自立支援制度　第6版』中央法規出版。
- 内閣府（2022）『令和4年度版障害者白書』　https://www8.cao.go.jp/shougai/whitepaper/r04hakusho/zenbun/index-pdf.html（2022年10月26日参照）。
- 福祉行政法令研究会（2021）『障害者総合支援法がよ～くわかる本　第6版』秀和システム。

第5章

日本の健康問題について考える
─健康とは何か、健康の意義─

Ⅰ はじめに

　健康は、個人の幸せにとどまらず社会の一人としても重要なことです。この章では、健康の概念について、健康観の歴史について、さらに日本の健康の背景や現状、健康を維持するための方法について学びます。

　第二次世界大戦前までは、世界的に見ても感染症で亡くなることが多くありましたが、医療の発展、公衆衛生の改善、栄養状態の改善、教育の成果など多様な要因により、人間は平均寿命が長くなっています。特に日本は長寿社会ですが、健康に生きるためのさまざまな課題も生まれています。世界的に見れば経済、文化、政治、教育、地域性などにより健康格差も生まれています。健康は多様な価値観の中で複雑な概念となっています。この複雑な社会の中で、個人が健康に生きることの意義についても考えていきましょう。

Ⅱ 少子高齢化と健康問題

　少子高齢化とは「出生率の低下で子どもの数が減り、かつ平均寿命が伸びたことで高齢者の寿命が伸びて高齢者が増えている状態」を指します。出生数が減る「少子化」と総人口に占める65歳以上の割合＝高齢化率の上昇「高齢化」が同時進行している状態ともいえます。

　2021年1月1日における全国の総人口は1億2,665万4,244人となっています。そのうち65歳以上の高齢者は28.2％をしめ、人口の約3.5人に1人が65歳以上、約6.9人に1人が75歳以上で、高齢者（65歳以上）と生産年齢人口（15〜64歳）の比率は、1対2.1となっています。

　「少子化とは、合計特殊出生率が人口を維持するのに必要な水準を相当期

間下回っている状況」と定義されます。1990年に前年の合計特殊出生率が1.57であるという「1.57ショック」によって、一般的に少子化問題が認知されるようになりました。

　日本の年間の出生数は、減少を続け、1991年以降は増加と減少を繰り返し緩やかな減少傾向となりました。2019年の出生数は、86万5,239人となり90万人を割り込み、合計特殊出生率は、1990年の「1.57ショック」に至っています。その背景としてオイルショック、バブル崩壊による不況、それによる未婚化や晩婚化、晩産化や無産化が増加し、女性の高学歴化や社会進出も影響していると考えられます。

　国は、多くの対策や取り組みを行っていますが、未だこの低下に歯止めがかけられておらず、2019年のデータでも合計特殊出生率1.36と低い水準となっています。

　2016年に「ニッポン一億総活躍プラン」が取りまとめられました。このプランでは経済成長の妨げとなる少子高齢化に正面から立ち向かうこととし、「希望出生率1.8」の実現に向け、若者の雇用安定・待遇改善、多様な保育サービスの充実、働き方改革の推進、希望する教育を受けることを妨げる制約の克服などの対応策を掲げています。

　人口の減少により、国の経済が支えられず国内市場は縮小し、都市はスラム化し、税収の減少からさまざまな公共サービスも低下するなど、今の豊かで安全な便利な暮らしができなくなる可能性があります。一方で人口減少は「個人の個性を大切にする」国の方針への大転換のチャンスでもあるため、悲観ばかりする必要はありません。

　日本は高齢者の数が多い長寿社会であることから、経済を支える年代が少ないため、高齢者自身も健康に長く働けるようにしていく必要があります。少子化に象徴されるように経済が安定しないことで若者が子供を産む選択をしないという背景もあります。このことは、医療に使う財源や公衆衛生面の整備などに影響する可能性もあります。少子高齢化の社会の中で国民が健康に過ごせるよう、経済面の安定だけでなく、地域で支えあう仕組みをつくる、健康に関心を持ちセルフケアしていく、教育・環境の整備を行うなど、安定した健康に暮らせる社会の仕組みを維持する必要があります。

　「健康」は、遺伝子や生活習慣など「生物学的要因」だけで決まるわけでは

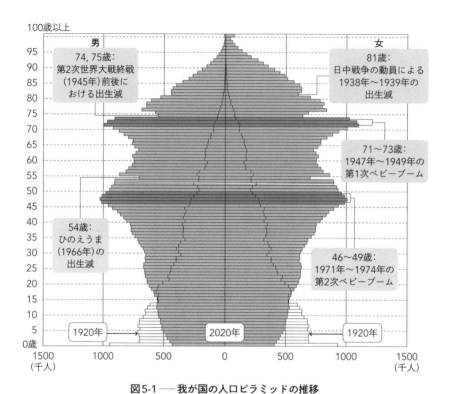

図5-1──我が国の人口ピラミッドの推移

（出所）千野雅人「『人口ピラミッド』から日本の未来が見えてくる!?―高齢化と『団塊世代』、少子化と『団塊ジュニア』―」総務省統計局『統計Today』No.114　https://www.stat.go.jp/info/today/114.html（2022年9月15日閲覧）。

なく、「社会的要因」にも影響を受けます。社会的要因には個人の所得や家族状況、友人・知人とのつながり（社会的ネットワーク）などの「個人の社会・経済要因」と、国の政策や職場・コミュニティーでの人のつながりの豊かさなどの「環境としての社会要因」があります。このように社会の背景も健康問題に大きく影響します。

Ⅲ 健康の意味

　健康の健は、「健やか、身体が丈夫」、康は、「やすい、やすらか、丈夫」です。『デジタル大辞泉』によれば「1　異状があるかないかという面からみた、か

らだの状態」「2　からだに悪いところがなく、丈夫なこと。また、そのさま」「3　精神の働きやものの考え方が正常なこと。また、そのさま」とされています。日本では、江戸時代の終わり「全康：どこも悪くない」「常康：持病はあるが落ち着いている」などの概念があり、このころから健康は、簡単には定義できない状況となっています。慢性的な疾患があっても生活できていれば良しとする考えは江戸時代からありました。

　健康と対比するものには病気・疾病があり、昔から人々は健康に関心をもちながら生活を営んできました。健康をどう捉えるかということは、国によっても異なり、同じ国であっても文化や歴史の影響を受け、時代背景によっても変化します。

　WHO憲章（WHO：世界保健機構）では、1947年に採択された前文において「健康」を次のように定義しています。「健康とは、病気ではないとか、弱っていないということではなく、肉体的にも、精神的にも、そして社会的にも、すべてが満たされた状態にあることをいいます」（日本WHO協会訳）。この健康の定義は、いまも世界中で広く使われています。

　1998年の第101回WHO執行理事会において、「spiritual（霊的）とdynamic（動的）」を加えた新しい健康の定義が検討されました。賛否両論があり、採択が見送られました。健康の定義は、70年以上変更はされていません。

　日本では、厚生労働省などを中心に健康に関する研究や施策を進めていますが、健康の定義については主にWHOの健康の定義を用いています。厚生労働省による健康に関するテーマとしては「平成26年版厚生労働白書」より、「いかに健康で過ごすことのできる期間を長く保つか」、「健康長寿社会の実現」への取り組みとして「病気の予防からさらに健康」に重点が置かれています。

　健康とは身体的、精神的、社会的な3つの側面が良好な状態であることが大切です。私たちは、健康という言葉に関して「疾病」や「障害」、「怪我」など表面上に見えやすいものを意識しやすいかもしれません。しかし現代の健康は、個人の健康観も反映され、多様な健康観を持ちながら社会の一員としての役割を果たすという意味があります。

Ⅳ 健康と日本人の健康観の歴史

❶ 縄文・弥生・古墳時代の人々の健康観

　人々は病気や死の訪れは自然の定めであり、健康は神によってもたらされるという考えを持っていました。そのため、健康を願うための信仰や儀式などが執り行われていました。中国との交流が始まると、病気は何らかの原因によって起こり、治すためには医術や薬が必要であるという考えが伝わり始めました。

❷ 飛鳥・奈良時代の人々の健康観

　貴族や上流階級の間では、仏教の思想により、特別な体操や呼吸法、仙薬を用いて不老長生を手に入れるという健康観が生まれました。医術や医薬を用いて病気を治す医師などの医療の専門家に混じって、呪禁師が地位を確立するようになります。中国から漢方や薬学の知識が伝わり、健康を保つためには何か特別なことをする必要があるという合目的な健康観が生まれました。庶民はその日を生きるのに精一杯で、神仏にすがって無事息災を願うのみで自ら進んで健康づくりに励む考えは生まれませんでした。

❸ 平安・鎌倉時代の人々の健康観

　古代中国から伝えられた漢方の医学を、日本人の体質や生活習慣に合うように再編する仕事が発展し、宮中医官を務めた鍼博士の丹波康頼により日本最古の医学書と呼ばれる「医心方（いしんほう）」（982年）ができました。自然の流れに逆らわないことを良しとする生き方や、病気をしない身体を持つことよりも、人に優しく穏やかな思いやりのある人間性に重きを置いた方が良いという健康観が強く持たれていました。

❹ 室町時代の人々の健康観

　米の生産力が上がって、庶民も一日に三度の食事をとる兆しがみえるようになったことや、南蛮諸国との交流からカボチャ、ジャガイモ、サツマイモなど新種の野菜が持ち込まれ、人々の栄養面が大きく改善しました。飢饉に備えて米食をおぎなう食べ物として野菜の栽培が重要視され、食文化の発達

により健康をつくるための基盤ができた時代です。

❺ 江戸時代の人々の健康観

　男女の平均寿命はおよそ30歳弱と短く、飢饉や疫病が流行しました。女性にとってお産は生死にかかわり、新生児が亡くなってしまうことも多く、命のはかなさ、この世の無常という「浮世」の人生観が生まれました。天命に従って自然のまま生き、生涯をよりよく生きようという「養生」という考え方が支持されるようになります。

❻ 明治時代の人々の健康観

　「健康」という言葉が日本で出てきたのは明治以降といわれています。明治政府は欧米列強諸国に追いつくために近代的な国力の充実を目指し「富国強兵」「殖産興業」を課題にしました。近代国家に相応しい国民に育てるため健民政策として環境衛生を整え、健康な身体をもつための取り組みを行います。日本人の体格や身体レベルを強化するために学校教育で体育を必修としたのは世界の中でも日本が先駆けといわれています。

　海外からコレラなどの疫病が流入したことにより、たびたび疫病が流行しました。そのため、散髪や入浴の奨励、栄養面の指導など、個人の健康維持を理由に環境衛生の徹底、生活様式の西欧化・近代化をはかるための規制や指導が数々行われました。

❼ 昭和時代の人々の健康観

　第二次世界大戦が始まり国家総力戦となると、国家総動員法のもと「国家のための国民の健康づくり」として兵力と生産力の維持のため、国民に義務として健康・体力づくりを推し進めました。終戦となり1946年には、「日本国憲法」が制定されました。日本国憲法第25条に「すべて国民は、健康で文化的な最低限度の生活を営む権利を有する」、「国は、すべての生活部面について、社会福祉、社会保障及び公衆衛生の向上及び増進に努めなければならない」ことが明記され、国の社会保障制度の基本的理念を明らかにしました。

　国民に良く働ける身体を要求した「国民健康づくり対策」が始まりました。「健康は、他から与えられるものではなく、自らつくり出すものであるので、

国民の健康を増進し、その体力の増強を図るためには、国民の自主的実践活動を促進しなければならない」としています。

　都市化や高齢化などが進み、健康に影響を与える要因は複雑かつ多様化しはじめました。ストレスという言葉が日常化し、豊かさの中での心身への不安感が高まり、　健康願望が生まれ、健康ブームに拍車がかかりました。身体だけではなく、精神的なストレスに着目した「癒し」を売りにする健康法や、さまざまな健康食品、健康器具、運動などの健康法が現れました。

Ⅴ 健康問題の現状

❶ 日本人の死因

　日本人の死因TOP3は、悪性新生物（がん）、心疾患、脳血管疾患ですが、これらのいずれもが、生活習慣と関連があります。

　メタボリックシンドロームとは、内臓肥満に高血圧・高血糖・脂質代謝異常が組み合わさることにより、心臓病や脳卒中などになりやすい病態を指します。単に腹囲が大きいだけでは、メタボリックシンドロームにはあてはまりません。

　"生活習慣"が発症や進行に大きく関与する病気を「生活習慣病」と呼びます。疾病のリスクとなる生活習慣には、喫煙、飲酒、食事、運動、休養・睡眠などがあります。喫煙とがんの関連はよく知られていますが、不健康な生活習慣はさまざまな疾患の要因となります。

　生活習慣病の不安な点は、日常の習慣が少しずつ身体へ悪影響を及ぼし、気が付いたら死につながる病気になっていることです。死まで至らなくても日常生活に支障が出たり介護が必要なることもあります。また病気の要因が、身に付いた習慣であるため、それを取り除きにくい面もあり病気が慢性化して進行します。

　生活習慣病は、生活習慣がその成因に深く関与し、糖尿病、高血圧、脂質異常症、肥満などの動脈硬化性疾患の危険因子となるものや、それらに起因する脳卒中、虚血性心疾患なども生活習慣病といえます。慢性腎臓病、肝硬変、慢性閉塞性肺疾患、がんも生活習慣が原因となる場合があります。最近では認知症やフレイルも生活習慣病ではないかと考えられています

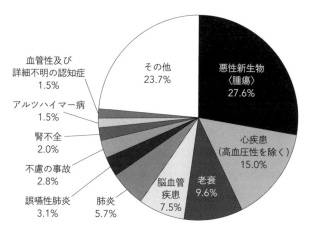

図5-2 —— 主な死因の構成割合（令和2年（2020））

（出所）厚生労働省「令和2年（2020）人口動態統計月報年計（概数）の概況」。

❷ 人間のライフサイクル別の健康課題

　私たちの健康は母親の胎内にいる時から始まっています。ライフサイクル別の健康課題を考えてみましょう。各ライフサイクル別の課題をクリアーしていけば健康な長寿につながります。

（1）妊娠／周産

　母親は、妊娠に気づくまでの注意として、アルコール、感染症、たばこが胎児の健康に影響することを知り、健康な妊娠生活を送る必要があります。現代では、不妊治療や出生前診断というような課題もあります。

（2）乳児期0〜1歳

　0〜5ヶ月までは、母乳やミルクで成長します。それ以降　離乳食が開始され、徐々に食事が開始されます。

　予防接種が開始され、感染対策は重要です。自分の安全を確保できないため、親の観察は重要で、不慮の事故として窒息、落下、熱中症、誤嚥に注意が必要です。

(3) 幼児期1〜5歳

　この時期は，歩行が可能です。生理機能が次第に発達し、人格や生活習慣の基礎を確立していきます。行動範囲が広がりますので、交通事故、水の事故に注意が必要です。

(4) 学童期6〜11歳

　体の発育が盛んで、精神的にも大きく成長します。学校と家庭、地域の連携によりさらに生活習慣、学習習慣を身につけ、人間関係づくりを学びます。この時期も活動範囲が広がり、不慮の事故として交通事故、水の事故、つれさりなどの犯罪に巻き込まれることもあり、注意が必要です。

(5) 思春期12〜17歳

　身体的には生殖機能が発達し、子供から大人への移行、精神的にも自我を確立し行動範囲も広がります。健康教育がなされ健康管理は自分でも行うことができます。ストレスで心の問題が潜在化し、自殺などメンタル面の問題が多くなります。

(6) 成年期18〜39歳

　社会に参加した生活となり、身体機能も完成し、意識した健康の自己管理を行うことができます。学校や職場の健診からセルフケアを行います。

(7) 壮年期40〜64歳

　労働や子育てなど社会的役割が大きくなります。健康意識が高まる時期です。成年期からの生活習慣の影響を受けます。

　メタボリックシンドロームの予防（肥満、糖尿病、高血圧、高脂血症）が重要です。働き盛りの突然死も考えられます。心臓病や脳神経系の病気の予防のため、職場の健診に加え人間ドックの活用は効果的です。

(8) 高齢期65歳〜

　定年を迎えると身体機能も衰えてきます。年齢や健康状態に応じて生きがいを持ち健康生活を維持し、健康な生活を目指します。前期高齢者では、ほ

ぼ成人と同じ生活でよいのですが、75歳からの後期高齢者は、フレイル（虚弱、老衰）を予防し、筋力維持や運動能力の継続により、今までの生活ができるよう、自分の能力にあった運動を取り入れることが重要です。さまざまな要因で寝たきりになる可能性があるため予防が必要です。

さらに「介護予防：介護される状況を防ぐ」「認知症予防：早期認知力低下を防ぐ」など向老期から意識し、健康長寿を目指します。

Ⅵ 生活習慣病の予防

健康のためには適度な運動とバランスの良い食生活と休養が必要であるというのは、日本人のほとんどが知り得ている情報です。しかしすべての人が実行できているとはいえません。

過剰な食事、運動不足、ストレス過剰といった不健康な生活習慣による糖尿病、高血圧症、脂質異常症といった生活習慣病は、その後、心筋梗塞や脳卒中に、最後は生活機能の低下、要介護状態となる可能性があります。こうした進行を抑えるためには、境界領域期での生活習慣の改善にしっかり取り組むことが重要です。それにより、疾病の発症リスク要因を減少させることができ、生活の質（QOL, Quality of Life）の維持ができます。今後、医療費の適正化を図っていくという側面からも、生活習慣病対策がますます重要となります。

生活習慣病は、環境や生まれつきの遺伝的な要素も関係していますが、生活習慣が大きく関わっています。「7つの健康習慣」は米国のブレスロー教授が生活習慣と身体的健康度との関係を調査した結果から広く知られるようになりました。

> ブレスローの7つの健康習慣
> ・喫煙をしない
> ・定期的に運動をする
> ・飲酒は適量を守るか、しない
> ・1日7〜8時間の睡眠をとる
> ・適正体重を維持する
> ・朝食を食べる
> ・間食をしない

若いうちから健康に関心を持ちセルフコントロールすることが重要です。近年では7項目に加え、ストレス社会であることからメンタル面の健康が害されることが多くなっているため、「自覚的ストレス量を多くしない」「家族をはじめ、対人関係網を広くしっかり持つ」などが生活習慣病の予防のため推奨されています。

Ⅶ　ヘルスリテラシーとは何か

　WHOは次のキーワードを推進しています。

　ヘルスプロモーション：健康なライフスタイルの推進、健康を支援する環境づくり、地域活動の強化、ヘルスサービスの方向転換、健康的な公共政策づくりを含む活動。

　ヘルスリテラシー：健康や医療に関する情報を探したり、活用したりする能力。

　アルマ・アタ宣言 (1978) では、〈プライマリーヘルスケア：健康を守り、増進させる〉ことを確認しています。一方で、健康格差は世界的に見てむしろ大きくなっています。戦争をしている国では、健康を語ることはできません。

　ヘルスリテラシーが重要な理由は、個人の生命や生活の質 (QOL) の維持・向上に重要な要素だからです。ヘルスリテラシーが低いと、病気にかかりやすくなったり、受診が遅れたりして、生命や生活の質を脅かされます。

　若い時は問題にはならない健康ですが、長寿社会では、医療費も増大しています。既に健康保険は大きな赤字です。一人ひとりが若いうちから健康に関心を持ちセルフコントロールすべきです。ヘルスリテラシーが高い人は、健康的な行動習慣を確立しており、仕事のストレスの対処において、積極的に問題解決をし、他者からのサポートを求めることができるとされています。ヘルスリテラシーを高めることで、医学的な問題の最初の兆候に気づき、早期発見につながり、保健医療専門職に自分の心配を正しく伝えることができます。ヘルスリテラシーの高い人は、適切な健康行動をとりやすく、疾病にかかりにくく、かかっても重症化しにくいことが知られています。まだ研究が十分ではないですが、健康の維持・疾病の予防につながることが期待されています。

Ⅷ 健康の意義

　健康であり続けたいということは、多くの国民の願いです。健康は、一人ひとりが自分らしく生きていくための前提であり、私たちが生きがいを持って社会と関わる上で重要です。

　健康は個人にとどまらず家族や地域にも目をむけていく必要があります。厚生労働省が2014年2月に実施した「健康意識に関する調査」によると、自分を「非常に健康だと思う」と答えた人は7.3%、「健康な方だと思う」と答えた人は66.4%おり、合わせて73.7%の人が自分を健康だと考えていることがわかりました。日々を充実して過ごすことで健康の実感は高まります。その意識によって心が安定し、社会に適応していくことができます。

　社会の一員として役割を果たし、本当に必要な人のために適切に医療を活用してもらうためにも健康であることは意義深いことであると考えます。

【引用・参考文献】
• 荒木厚「高齢期に必要な生活習慣病管理」公益財団法人長寿科学振興財団『健康長寿ネット』https://www.tyojyu.or.jp/net/topics/tokushu/koreiki-seikatsushukambyo-kanri/koreiki-seikatsushuukanbyoukanri.html（2022年9月15日閲覧）。
• 厚生労働省「少子化に関する意識調査研究」https://www.mhlw.go.jp/topics/bukyoku/seisaku/syousika/040908/（2022年6月30日閲覧）
• 厚生労働省「ブレスローの7つの健康習慣を実践してみませんか?」『e-ヘルスネット』https://www.e-healthnet.mhlw.go.jp/information/food/e-04-002.html（2022年10月9日閲覧）。
• 厚生労働省「我が国の保健医療の現状と課題」『平成19年版厚生労働白書』https://www.mhlw.go.jp/wp/hakusyo/kousei/07/dl/0102-a.pdf（2022年9月6日閲覧）。
• 厚生労働省「令和3年版厚生労働白書」https://www.mhlw.go.jp/wp/hakusyo/kousei/20-2/dl/02.pdf（2022年8月26日閲覧）。
• 小坂樹徳・田村京子編著（2017）『新体系看護学全書　健康支援と社会保障制度1　現代医療論』メヂカルフレンド社。
• 近藤文夫（2019）『医師がひもとく日本の近世　医療と日本人』医歯薬出版。
• GD Freak!「日本の人口と世帯」https://jp.gdfreak.com/public/detail/jp010050000001000000/16（2022年9月6日閲覧）。
• 武田裕子・大滝純司編（2020）『新体系看護学全書　健康支援と社会保障制度1　医療学総論』メヂカルフレンド社。
• 鈴木庄亮監修、小山洋・辻一郎編集『シンプル衛生公衆衛生学2018』南江堂。
• 株式会社タニタ（2021）「タニタの考える健康　生活習慣病とメタボリックシンドローム」『タニタマガジン』（2021年10月1日）https://www.tanita.co.jp/health/detail/19（2022年

9月15日閲覧)。

- 千野雅人「『人口ピラミッド』から日本の未来が見えてくる!?─高齢化と『団塊世代』、少子化と『団塊ジュニア』─」総務省統計局『統計Today』No.114　https://www.stat.go.jp/info/today/114.html（2022年9月15日閲覧）。
- 公益財団法人長寿科学振興財団「日本人の健康観の変化」『健康長寿ネット』https://www.tyojyu.or.jp/net/kenkou-tyoju/tyojyu-shakai/nihon-kenkokan-henka.html（2022年8月26日閲覧）。
- 内閣府「第1部　少子化対策の現状（第1章）」『令和2年版少子化社会対策白書』https://www8.cao.go.jp/shoushi/shoushika/whitepaper/measures/w-2020/r02webgaiyoh/html/gb1_s1.html（2022年6月30日閲覧）。
- 内閣府「令和4年版高齢社会白書（全体版）（PDF版）」https://www8.cao.go.jp/kourei/whitepaper/w-2022/zenbun/04pdf_index.html（2022年9月6日閲覧）。
- 公益社団法人日本WHO協会「健康の定義」https://japan-who.or.jp/about/who-what/identification-health/（2022年8月26日閲覧）。
- 柳沢信夫（2016）『現代医学概論　第2版』医歯薬出版。

第6章

医薬品の有効利用・薬物乱用と健康影響

Ⅰ はじめに

　皆さんは、「ヘルスリテラシー」ということばを聞いたことがありますか。ヘルスリテラシーとは、健康情報（入手、理解、評価、意思決定・行動）を活用する能力のことをいいます。

　近年の社会環境の激変に伴い、ヘルスリテラシーの向上は健康維持に欠かせないライフスキルであると考えられます。

　例えば、ヘルスリテラシーが低いと「健康情報が確保できない」「病気、治療、くすりの誤った情報に振り回される」「医薬品が正しく服用できない」「小さな病気を見逃す」「医師や看護師に症状や心配をうまく伝えられない」など、自己の健康維持に大きく関わってきます。一方、ヘルスリテラシーが高いと「正確な健康情報が確保できる」「病気や治療のメリットとデメリットが理解できる」「医薬品を正しく服用できる」「病気の自覚症状を見逃さず、必要に応じた医療機関を受診できる」「医師や看護師に症状をうまく伝え必要な支援を受けることができる」など、自己の健康の維持につながります。

　本章、第Ⅱ節では、「セルフメディケーション」「自然治癒力の活用」「自然治癒力とくすりの関係」「医薬品の種類」「医薬品が効く仕組み」「医薬品の主作用と副作用」などについて学習します。

　第Ⅲ節では、近年の社会問題として取り上げられている薬物乱用（喫煙・飲酒を含む）と健康への影響について学習します。

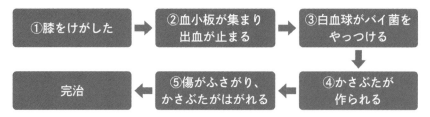

図6-1 ── けがが治るまでの過程

（出所）一般社団法人くすりの適正使用協議会（2020）より作成。

Ⅱ セルフメディケーションと医薬品（以下、くすり）

❶ セルフメディケーションとは

　WHO憲章は、「健康とは、完全な肉体的、精神的及び社会的福祉の状態であり、単に疾病又は病弱の存在しないことではない」[1]と定義しています。また、2000年には、「セルフメディケーション」（WHO）が提唱されました。セルフメディケーションとは「自分自身の健康に責任をもち軽度な身体の不調は自分で手当てすること」であり、「自分で自分の健康を管理する」という考え方です。また、医療費の適正化に役立ち、セルフメディケーション税制[2]での所得控除を受けることができます。

　現代社会における疾病の特徴は、アレルギー性の疾患や生活習慣病の増加が挙げられており、これらの疾病は、食生活の変化、ストレスなどの関与が主な要因であるいわれています。また、加齢に伴う疾患も増加しており、このような疾患から身体を守るために「セルフメディケーション」という考え方が重要視されています。すなわち、病院や医師に相談・受診をしたほうがよいのか、薬局・薬剤師などに相談をしてくすりを使用するのか、自分の体に兼ね備えている自然治癒力に頼るのかなど、これらのバランスをうまく選択して健康を管理することが求められています。

❷ 自然治癒力の活用

　日常生活において、自分の身体の調子が思わしくないときや、軽微なけがをしたときなど、くすりを使って健康を取り戻そうとします。しかし、くすりがなければ何も回復しないというわけではありません。例えば野生の動物

は、病院やくすりに頼らなくても自然に治ってしまいます。人間にも同じように このような力が身体に備わっています。

　それが「自然治癒力」です。このように自然治癒力は、私たちの身体が異常を検知して自動的にメンテナンスをしてくれるのです。

❸　自然治癒力とくすりの関係

　病気やけがが治るまでに長くかかる場合がありますが、そんなときに自然治癒力の回復を助けるのがくすりの力です。例えば消毒薬や抗菌薬は、細菌やウイルスなどの病原体を退治するのを手伝い、抗炎症剤は患部の炎症をおさえて回復を早めてくれます。また、鎮痛剤は、痛みを和らげ痛みから解放されることで体の負担を軽減してくれます。このようにくすりにはさまざまな種類があり、そのくすり独自の働きにより自然治癒力の回復をサポートしてくれる役目があるのです。

❹　医薬品の種類

(1) 一般用医薬品と医療用医薬品
　日ごろ体調が悪いときや、症状が軽いときは薬局へ行って薬剤師に相談し指導を受け、症状に適したくすりを購入することがあります。このように薬局・薬店で購入することができるくすりが一般用医薬品です。一般用医薬品はOTC医薬品とも呼ばれ「Over The Counter Drug」の略で薬局・薬店などのカウンター越しにくすりを販売するという意味です。医師の処方箋がなくても任意で手軽に購入することができます。

　一方、医療用医薬品（処方箋薬）とは、体調を崩したとき、けがや病気の症状が重い、いつもと違う痛みを感じたときなどに、病院に行って医師や歯科医師の診察を受け、診断の結果から出される処方箋に基づき、薬局で薬剤師から説明を受け購入するくすりです。

(2) 使い方から分類されているくすり
　くすりは、内用剤、外用剤、注射剤など、使い方や剤形で大きく3種類に分類されています。また、くすりの剤形には、「効果が早くあらわれる」「効果が長く続く」あるいは「のみやすくする」などの工夫がなされています。

内用剤	外用剤	注射剤
口からのむ薬	皮膚、目・口・鼻などの粘膜に使用する薬	皮膚や筋肉、あるいは血管内に直接入れる薬
•錠剤　•カプセル剤 •シロップ剤 •散剤（粉ぐすり）	•軟膏·貼付剤　•消毒剤 •トローチ　•点眼剤 ※他には吸入剤や坐剤など	•注射　•点滴

図6-2——使い方から分類されたくすり

（出所）公益財団法人日本学校保健会（2012）p.20より作成。

①内用剤

口からのむくすりで、カプセル・錠剤・散剤・シロップ剤などがあります。例えば、カプセルや錠剤にしてあるのには「①苦い味をかくすため」「②散剤（粉くすり）がのみづらい人のため」「③長い時間、効くようにするため」「④胃の中で溶けないで腸に行ってから溶けるようにするため」「⑤光からくすりを保護するため」など、さまざまな理由があります。

②外用剤

皮膚、目・口・鼻などの粘膜に使用するくすりで、皮膚に貼るだけで薬剤が皮下の毛細血管から速やかに吸収され、全身に効果があらわれます。

③注射剤

皮膚や筋肉、血管内に直接入れるくすりです。注射剤は、意識がない場合でも、くすりを体内に入れることが可能であり、また、経口剤（口からのむくすり）に比べて直接血液中に入るので即効性があり、効果も高くなります。

❺ くすりが効く仕組み

(1) くすりはどうやって体内をめぐるのか

カプセルや錠剤をのみ込むと、くすりは食道から胃へと運ばれ溶けはじめ、十二指腸を経て小腸へ到達し、成分が吸収されて血管の中に入ります。血管に入ったくすりは心臓のポンプ作用によって全身を巡ります。血液とともに小腸からまず肝臓へ運ばれ、成分が小さく分解され、代謝後、もう一度血管

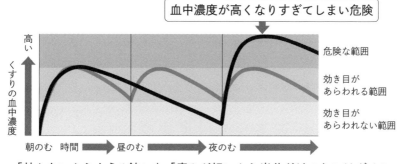

図6-3 ── くすりの血中濃度

（出所）公益財団法人日本学校保健会（2018）p.48より作成。

に入って全身をめぐります。血液にのった成分が患部に到達すると、細胞の表面にある「受容体」と結合し、効果が発揮されます。結合しなかった成分はそのまま血流に乗って体をめぐり、腎臓で不要物としてろ過され、膀胱へ送られて尿と一緒に体外に排出されます。このように体内の循環を繰り返し、時間が経つことにより血液中の成分が減り、効果もなくなってきます。

（2）血中濃度とくすりをのむタイミング

血液中のくすりの量は、時間とともに減っていきます。血中濃度が下がってくるころ、次に服用する時間となります。血中濃度が適正な範囲内に保たれるよう、用法や用量が決められています。したがって、余分にのんだりすると危険な状態になったり、期待される効果が得られなかったりします。

❻ くすりの「主作用」「副作用」と正しい使い方

くすりは諸刃の剣と言われ、すべてのくすりには「主作用」と「副作用」があります。

主作用とは、くすりを使用する本来の目的である病気を治したり、軽くする働き（熱を下げる、せきを止めるなど）のことです。

副作用とは、くすり本来の目的以外の好ましくない働きのことで、くすりを使用したことで、眠くなる、胃が痛む、顔や体に発疹がでるなど期待しない働きが現れることをいいます。また、副作用が起こる主な原因として、「①くすりのもっている性質によるもの」、「②くすりの使い方によるもの」「③くすりを使う人の体質によるもの」「④くすりを使った人のその時の体の状態によるもの」などが挙げられます。このため、副作用の危険性を減らすためにも、正しい使い方を守りましょう。

Ⅲ 薬物乱用（喫煙、飲酒を含む）と健康被害

❶ 薬物乱用と健康

(1) 薬物乱用とは

　覚醒剤・大麻・コカイン・MDMAなど、その輸入や製造、使用や所持、他人への譲渡、売買などが法律によって規制されている薬物を「違法薬物」といいます。これらを使用することを「薬物乱用」といいます。また、医薬品を本来の医療目的からはずれて使ったり、医療目的でない薬物を不正に使ったりすることも薬物乱用になります。

(2) 乱用される薬物の三つの作用

　薬物が脳に与える三つの作用は、「興奮作用」「抑制作用」「幻覚作用」に分類されています。「興奮作用」は脳を刺激して興奮させる。「抑制作用」は、脳を麻痺させて気分を鎮めたり、眠らせたりする。「幻覚作用」は、実際にはないものが見えたり聞こえたりするなどさまざまな作用が現れます。

(3) 乱用される代表的な薬物

①覚醒剤（興奮作用が現れる）

　メタンフェタミンやアンフェタミンと呼ばれる化学的に合成された薬物でで、「アイス」「エス」「スピード」などという隠語で呼ばれたりしています。これは、中枢神経を興奮させるため、一時的に疲労から回復したように感じますが、効果が切れると重い疲労感に襲われます。継続的な乱用により幻覚や妄想が現れるようになります。

②大麻（マリファナ：幻覚作用が強く現れる）

　大麻草を加工して、乾燥大麻や大麻樹脂にしたもので「ハッパ」「グラス」「チョコ」とも呼ばれます。幻覚作用のあるテトラヒドロカンナビノール（THC）が主成分です。「害が少ない」という誤った情報が流れていますが、乱用により幻覚や妄想、記憶障害、生殖機能や免疫の低下を起こすとされています。

③コカイン（強い興奮作用が現れる）

　南米原産の低木でコカの葉を原料とする薬物であり、「コーク」「スノウ」「クラック」とも呼ばれます。強い興奮作用があり、幻覚・妄想が現れ血圧の上昇、瞳孔の拡大なども見られます。また、効果があらわれるのが早い一方で、効果が切れるのも早いため、一日の使用頻度が多くなりがちといわれています。

④MDMA（メチレンジオキシメタンフェタミン）

　合成麻薬の一種で「エクスタシー」とも呼ばれます。「ダイエット」に効くといった誘い文句を信じてファッション感覚で気軽に手を出すと「幻覚や妄想」「精神錯乱」「心臓や腎臓の障害」などをまねくほか、脳卒中や心臓発作を起こす人もいます。大量の摂取により高体温によって死に至るケースもあり、強い毒性がある薬物です。

（4）薬物乱用による悪循環（耐性・依存）

①耐性

　乱用される薬物は、すべて脳の「報酬系（快楽中枢）」と呼ばれる神経系に影響を与えます。この報酬系には、神経伝達物質である「ドーパミン（よろこび、快感、意欲、運動機能に関係する物質）」を分泌する機能がありますが、乱用される薬物はいずれもこの報酬系を刺激し、強制的にドーパミンを分泌させます。乱用により、報酬系が繰り返し刺激されることによって、脳内の神経には元に戻せない変化が生じ、薬物をコントロールする力が失われていきます。

②依存

　薬物依存は、このような乱用（行為）の繰り返しの結果として起きる脳の慢

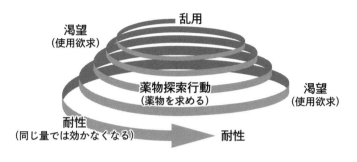

図6-4 —— 依存症スパイラル

（出所）厚生労働省（2018）より作成。

性的異常状態であり、薬物をやめようと思っても自己コントロールができず乱用をしてしまう状態のことです。薬物を乱用し、その効果が切れると「渇望」が湧いて「薬物探索行動」に走り、さらに乱用することで依存状態が悪化します。このように、「耐性」が形成されて使用量や回数が増えてゆくことを依存症スパイラル（悪循環）といいます。

(5) 喫煙の現状と健康影響

①近年の喫煙の状況

　最近の調査では、我が国の成人の喫煙率は、男性は、1966年の83.7%をピークに年低下し、2018年には27.8%となりました。一方、女性の喫煙率は、2014年に10%を下回り、近年低下傾向を示しています。また、近年は未成年者の喫煙率も低下しており、その要因の一つには学校での敷地内禁煙が進んだことが貢献していると考えられます。その他、受動喫煙防止のための法規制やタバコ広告の規制、マスメディアキャンペーンが若者の喫煙率を低下させていることも明らかになっています。

②喫煙者による受動喫煙者の害（火をつけて喫煙するタバコ）

　喫煙は「百害あって一利なし」といわれているように、タバコは、発がん性物質を大量に含み、喫煙をすることによって肺がんや喉頭がんなど各種のがんのリスクが増大することが知られています。また、タバコの煙によりタバコを吸っている本人だけでなく、受動喫煙者にも血管収縮による皮膚温度

の変化が見られます。さらに、閉鎖空間で10分程度副流煙にさらされるだけで、目や鼻のかゆみ、頭痛、のどの痛みなどが見られ、時間とともに増大することや、喫煙者より非喫煙者の方がそれらの刺激をより強く感じていることが報告されています。このため学校や病院など子どもや患者が主たる利用者となる施設について原則屋内禁煙となりました。また、2020年4月からの改正健康増進法の全面施行により、多数の人が利用する施設について原則屋内禁煙となりました。

③加熱式タバコと電子タバコの害

　加熱式タバコは、タバコ葉やタバコ葉を加工し燃焼させずに電気的に加熱しエアロゾル（霧状）化したニコチンと加熱によって発生した化学物質を吸入するタイプのタバコ製品で、多くの有害物質が含まれています。また、従来の紙巻きタバコと同様に20歳未満の者への販売は禁止されています。

　電子タバコは、香料などを含んだリキッド（溶液）を加熱して、発生するエアロゾル（蒸気）を吸入する製品です。リキッドの主成分はプロピレングリコールやグリセリンなどのグリコール類で、食品添加物や医薬品などに使われているものが多く、諸外国ではニコチンを含むものが流行しています。また、リキッドに薬物成分を混入して吸引するなどの行為が報告されています。

❷ 飲酒による健康被害

　昔から「酒は百薬の長」ともいわれ、少量であれば、食欲が増す、リラックスするなどの効果をもたらします。一方、酒類の成分は、アルコール（エチルアルコール）であるため、飲酒量が増えると判断力や体の動きが鈍くなる、自制心が弱くなるなどの問題が現れはじめ、長期間わたる過度の飲酒により、食道がん、胃かいよう、高血圧、糖尿病、アルコール性肝炎などの生活習慣病のリスクが高くなるとともに、脳に影響を与え、脳を委縮させたり認知症を引き起こしたりします。また、未成年者の飲酒は、発育の途上にあるためアルコールの影響を受けやすく生殖器の発達が妨げられることがあります。このため未成年者飲酒禁止法で禁止されています。さらに、女性が妊娠中や授乳中に飲酒を続けると胎児・乳児にさまざまな悪影響を及ぼすこともわかっています。特に、日本人の中には、体質的にアルコールに弱く、少量の

飲酒で強く影響を受けてしまう人も数多く存在します[3]。

Ⅳ おわりに

　近年の社会環境や家庭環境の急激な変化は、私たちの健康問題に直接的に影響をもたらし、その対応も多様化、深刻化を増す一方です。このため、ヘルスリテラシーを生かし、健康寿命の延伸につながる質の高いQOL（Quality of Life：生活の質）を構築しなければなりません。

　さて、第Ⅱ節では、「セルフメディケーションと医薬品」をテーマにして、医薬品の正しい使用法を中心に学んできました。これまで中学校・高等学校で学習した内容であるため忘れていたこともたくさんあるかと思いますが、学習で構築した知識を是非とも日常の生活で生かしてほしいと思います。

　第Ⅲ節では、「薬物乱用（喫煙・飲酒を含む）と健康被害」をテーマに学習しました。近年の薬物乱用に関する問題は、未成年者を含む30代の若者層に乱用が認められています。また、社会環境の変化に伴い、薬物乱用の実態は刻一刻と変化し、私たちの生活を脅かす存在であるといえます。是非、この学習を通じて"薬物、絶対ダメ"の精神を貫き、誘惑に絶対に負けない強い自分をつくってほしいと願っています。

【注】
(1)　世界保健機関憲章　http://www.mofa.go.jp/mofaj/files/000026609.pdf（2022年7月25日閲覧：世界保健憲章全文から一部抜粋）。
(2)　厚生労働省ホームページ（セルフメディケーション税制：特定の医薬品の購入額の所得控除）。医療費控除の特例として、健康の維持増進及び疾病の予防への取組として一定の取組を行う個人が、2017年1月1日以降に、スイッチOTC医薬品（要指導医薬品及び一般用医薬品のうち、医療用から転用された医薬品）を購入した際に、その購入費用について所得控除を受けることができるもの。
(3)　アルコールが体内で分解されるとアセトアルデヒドという有害物質になるが、日本人の40〜50％はこれを無害にする酵素の働きが弱いかまったく働かない。

【参考文献】
・青森県立保健大学「ヘルスリテラシーとは」http://www.auhw.ac.jp/health-literacy/about（2022年9月30日閲覧）。
・上田裕司（2015）「学習指導要領による中学校・高等学校の医薬品の学習」『学校保健研

究』第 57 巻第 5 号、pp.409–411。
- 上田裕司（2020）「学校保健計画に位置付けた薬物乱用防止教育の在り方の検討—中学校教員による質問紙調査の分析結果から—」『東邦学誌』第 49 巻第 2 号、pp.41–58。
- 上田裕司・西岡伸紀（2017）「中学校教員の薬物乱用防止教育に対する意識の実態把握及び関連要因」『兵庫教育大学と大学院同窓会との共同論文集』第 7 号、pp.23–29。
- 上田裕司ほか（2018）「中学校 全面実施につながる移行措置ガイド」教育開発研究所、pp.82–83。
- 加藤哲太（2012）『トコトンやさしいくすりの本』日刊工業新聞社、2012、pp.40–41、pp.82–83。
- 一般社団法人くすりの適正使用協議会（2020）『正しく知って 正しく使う「くすり」の大事典』くもん出版、pp.10–15。
- 厚生労働省（2018）「薬物乱用防止指導員養成事業指導者用テキスト」。
- 財団法人日本学校保健会（2011）「『医薬品』に関する教育の考え方・進め方」、p.13。
- 公益財団法人日本学校保健会（2012）「自信をもって取り組める医薬品の教育（小・中・高等学校での実践事例集）」p.20、pp.79–83。
- 公益財団法人日本学校保健会（2018）「興味を持って取り組める医薬品の教育（小・中・高等学校での実践事例集）」pp.47–48。
- 公益財団法人日本学校保健会（2020）「喫煙、飲酒、薬物乱用に関する指導参考資料」。
- 日本薬剤師会「セルフメディケーション」http://www.nichiyaku.or.jp/activities/self-medication/index.html（2022 年 9 月 30 日閲覧）。

第7章

健康を支える食生活と栄養

■ はじめに

　私たちが生きていくために、一日たりともおろそかにできないものは何でしょうか。それは、食べることによって、必要な栄養素を摂取することです。私たちが食べ物を体へ取り込み、消化吸収したのち、不要となった成分を体外へ排泄する一連の現象のことを「栄養」といいます。適切な食べ物による栄養は、私たちの健康を守り、病気を防いでくれます。また、食べることは、おいしさを感じ、満足感・幸福感を与えてくれます。心と体の健康は「食事」からといえます。

　本章では、「食と健康」「栄養学」の基本内容を主に概説し、子どもの栄養、学校給食、生活習慣病の食事療法などについてもふれ、健康を支える三本柱の一つ、栄養・食生活について学びます。

■ 食事と栄養素の基本知識

❶ 食事の機能

　食事には、主に以下の3つの機能があります。

①栄養機能：生きていくために必要不可欠な機能であり、栄養素と水分を取り入れることで、エネルギーや生体構成成分を補給します。

②味覚機能：食欲や嗜好を満たすことができます。

③生体調節機能：一部の食品が持つ機能で、疾病の予防や体調を回復させます（例えば、ニンニクや玉ねぎには白血球を活性化する物質があり、がんに免疫効果があるといわれています）。

❷ 五大栄養素の働き

　本章の最初に「栄養」の概念を紹介しましたが、「栄養素」と「栄養」の意味は違います。「栄養素」は食品中の有効な成分のことで、正常な生命活動維持のために体内に取り入れる物質を指します。食物の中に含まれているエネルギー源となる炭水化物、タンパク質、脂質は三大栄養素といい、それにビタミン、ミネラルを加えたものを五大栄養素といいます。これらがそれぞれ連携しながら、体の構成や生活や成長に必要なエネルギーの生成、生理機能の調整などの役割を果たします。

(1) 炭水化物 ── 消化吸収される「糖質」と消化されない「食物繊維」の総称

　炭水化物は、消化吸収され主にエネルギーとなる「糖質」と、消化されない「食物繊維」に大別されます。さらに、「糖質」は単糖類、少糖類、多糖類に分類されます。単糖類のブドウ糖（グルコース）は人間の血液中に血糖として一定濃度含まれ、生命活動のエネルギー源として最も重要な糖です。自然界に広く分布し、穀類や果物に多く含まれています。少糖類のしょ糖は私たちの暮らしに最もなじみ深い砂糖とよばれる製品のことで、サトウキビや甜菜に多く含まれます。多糖類のでん粉は植物のエネルギーの貯蔵物質で、食事で摂取したでん粉はブドウ糖に分解されてから吸収され、一部は肝臓や筋肉でグリコーゲンとして貯蔵されます。でん粉は穀物やイモなどに含まれています。

　糖質の摂取が不足すると、エネルギー不足による疲労感や集中力の減少が見られ、ブドウ糖が必要な脳・神経で供給不足が起こると、意識障害を起こすこともあります。一方、摂りすぎた場合は中性脂肪として蓄積され、肥満や生活習慣病の原因となります。食物繊維は難消化性成分で、エネルギー源にはならず、便秘予防、血中コレステロールの上昇を抑制するなどの役割を果たします。イモ類や海藻類に多く含まれます。

(2) たんぱく質 ── 多数のアミノ酸が結合したもの

　たんぱく質は細胞をはじめ、生体の構成成分となるほか、酵素、ホルモン、免疫体としても利用され、エネルギー源になる場合もあります。体内で絶えず分解・合成され、常につくり変えられていることをたんぱく質の動的平衡

といいます。たんぱく質を構成するアミノ酸は20種類であり、ヒトはそのうちの11種類を体内で合成することができますが、それ以外の9種類は食事によって摂取しなければならず、それらを必須アミノ酸といいます。アミノ酸は、たんぱく質を含む食品を摂取し、消化・吸収することで得られます。良質なたんぱく質食品とは、たんぱく質の含有量が多く利用率の高いもので、卵類・肉類・豆類などがあげられます。たんぱく質の摂取が不足すると、成長障害を起こしたり、体力や細菌感染に対する抵抗性が低下し、貧血やうつ病にもなりやすくなります。過剰症はあまり多くありませんが、腎臓に負担を与え、乳児では脱水症状を起こすことがあります。

(3) 脂質 —— 脂肪酸を主成分とする一群の物質の総称

　脂質を構成する脂肪酸には飽和脂肪酸と不飽和脂肪酸があります。脂質の一種である総コレステロールは重要な物質であり、血中濃度が低すぎると脳出血が起こりやすく、高すぎると心筋梗塞が起こりやすいです。また、人体の皮下、腹腔、筋肉間結合組織に蓄積されている脂質は、エネルギー源として利用されるほか、身体の保温や保護の役目を果たします。エネルギー源として利用しない構成脂質は細胞において主に細胞膜を構成します。動物、植物、魚類には異なる脂肪酸が含まれているので、バランスよく脂質を摂取することが望ましいです。

(4) ビタミン —— 微量で人体の機能を正常に保つために必要な有機化合物

　必要量を体内で合成することができず、体外から取り入れる必要がある有機化合物のうち，必要量が微量であるものの総称で、一般に13種類の化合物がビタミンと呼ばれ、水溶性と脂溶性に分類されます。水溶性ビタミンは血液などの体液に溶け込んでいて、体内のさまざまな代謝に必要な酵素の働きを補っています。そのうち、ビタミンB群はエネルギー発生に密接な関係があり、ビタミンCは免疫を高め、コラーゲンの生成に必要です。脂溶性ビタミンは水に溶けない性質があり、主に脂肪組織や肝臓に貯蔵され、身体の機能を正常に保つ働きをしています。ビタミンAは目の健康を維持し、ビタミンDは骨や歯を丈夫にし、ビタミンEは強力な抗酸化効果、ビタミンKは血液を凝固させ止血するという働きをします。過剰摂取した場合、水溶性ビタ

表7-1 ── 身体に必要な基本的な栄養成分

五大栄養素	三大栄養素	炭水化物	炭水化物は糖質と食物繊維に分類される。糖質は$1g＝4kcal$のエネルギーを産生。ブドウ糖まで分解されたのち、血糖として血液中に吸収され、血糖値を上げてエネルギー源として働く。過剰摂取すると余剰分が皮下脂肪や内臓脂肪として蓄積し、過剰摂取が長期化すると、肥満や脂肪肝、血中中性脂肪の増加などを引き起こす。逆に、極端に不足すると筋肉など身体のたんぱく質の分解が進行する。
		たんぱく質	たんぱく質はアミノ酸が多数結合したもの。体内で合成できない9種類のアミノ酸は「必須アミノ酸」と呼ばれ、食べものから摂取しなければならない。過剰に摂ると肥満に、欠乏すると体力や免疫力の低下を引き起こす。
		脂質	体内に存在するおもな脂質は、中性脂肪、コレステロール、リン脂質、遊離脂肪酸の4つ。中性脂肪は貯蔵エネルギーとして脂肪組織や肝臓に蓄えられる。皮下脂肪組織は体温の保持や臓器の保護が役目。リン脂質やコレステロールはエネルギー源にはならないが、細胞膜や血液中での物質運搬の役割を持つ。摂りすぎると肥満、大腸がんなどに。不足すると、細胞膜や血管が弱くなる。
	微量栄養素	ビタミン	ビタミンは身体で合成できない、または合成できても必要量に満たない成分であるため、食品から摂取しなければならない栄養素。水溶性と脂溶性に分類され、水溶性は8種類のビタミンB群とビタミンCで水に溶けやすく、脂溶性は炒め物や揚げ物など、油で調理したものと一緒に摂取すると、体内に吸収されやすい。
		ミネラル	体内では合成されず、食品からの摂取が必要。体内のミネラル量は約6%だが、必須ミネラルは16種類あり、そのすべてを食品から摂る必要がある。身体の構成成分となり、生体機能を調節する。

(出所) 古畑ほか (2011)。

ミンの余分なものは尿として排出されるためあまり問題になりませんが、脂溶性ビタミンは過剰症を起こすことがあります。

(5) ミネラル ── 代表的なものはカルシウム、リン、カリウム

　生体を構成する主要な4元素（酸素、炭素、水素、窒素）以外のものの総称で、無機質、灰分ともいいます。働きとして、カルシウムは骨や歯をつくり、神経の興奮を抑えます。リンは骨や歯をつくり、糖質の代謝を助けます。カリウムは血圧の上昇を抑え、利尿作用があります。ナトリウムは血液・体液の濃度を調整し、筋肉や神経の興奮を抑えます。また、鉄は赤血球のヘモグロビンの成分となり、亜鉛はホルモンの合成を活性化させるなどの役割があります。ミネラルは体にとって不可欠で、体内でつくることができないため、常に食事から摂取する必要があります。ミネラルが不足すると、体が疲れやす

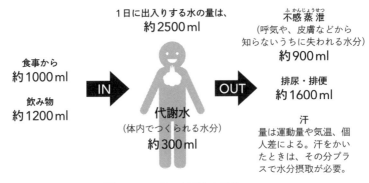

図7-1——1日に必要な水分量

（出所）飯田・寺本（2019）。

く、寝付きが悪いなどさまざまな体調不良を引き起こします。ミネラルを豊富に含む食材は、豆類や海藻類、小魚類などです。普段の食事だけでミネラルを補うのが難しい高齢者や食事制限のある人などは、サプリメントで不足したミネラルを補うのも良いです。

❸ 水分—命の源—

　人間は、水と睡眠さえしっかりとっていれば、たとえ食べものがなかったとしても2〜3週間は生きていられるといわれていますが、水をまったく摂らなければ、4〜5日で命を落としてしまうことになります。水分は栄養素には分類しませんが、命の源として、大変重要です。水は人体の約60%を占め、もっとも摂取・排泄される物質です。この水分の10%が失われると、筋肉のけいれんや意識障害を生じ、20%が失われると死を招きます。コップ1杯程度（200ml）の量の水を1日に6〜8杯飲み、1日に約1,500mlの水分補給が必要です。水分補給に適切なタイミングは、体の水分が不足しがちな朝起きた時や入浴後、就寝前、運動をする時などです。十分な水分は疲労回復や健康維持に役立ちます。

❹ 食材の分類と食品成分

　穀類、イモ類、砂糖、豆類、種実類、野菜、果実類、きのこ類、藻類、魚介類、肉類、卵類、乳類、油脂類、菓子類、し好飲料類、調味料・香辛料類

など多くの食材があります。たとえ同じ分類でも、さまざまな品種があり、成分や栄養価も異なるので、味や適する食べ方もさまざまです。詳細は日本食品標準成分表（文部科学省）を参照してください。

Ⅲ 健康と栄養—食事で病気の予防と治療—

WHO（世界保健機関）による健康の定義は、「完全な肉体的、精神的及び社会的福祉の状態であり、単に疾病又は病弱の存在しないことではない」とされています。食事によって、体に必要な栄養素を適切に摂取することで、体の不調を予防・改善することができます。また、医師の指導のもとで行われる食事療法は、病気の治療において重要な役割を果たしています。

❶ 日常の食事で病気を予防する

(1) やせ・肥満

太っている、やせているということは、外見の問題だけでなく、糖尿病や高血圧などの病気の入り口にもなります。栄養バランスが良く、消費エネルギーに見合った食事内容を摂取するようにし、健康な体型を維持できるようになりましょう。

(2) 骨粗しょう症

近年、高齢者だけでなく、日本人は全体的にカルシウムの摂取が少ない傾向があるといわれています。骨を丈夫にする成分であるカルシウム、ビタミンDを牛乳、魚などからたくさん摂ると良いでしょう。

(3) 風邪

万病の元ともいわれている風邪の原因はウイルスや細菌です。普段、免疫力が高い状態では炎症は起こりませんが、栄養不足や過労など、体の免疫力が低下した時に咳や発熱などの症状が現れます。食事からビタミンA、ビタミンC、ビタミンB1を適切に摂取することで、風邪やインフルエンザのような感染症にかかりにくくなります。

表7-2 —— がん予防のための食事の注意8カ条

①	栄養バランスのよい食事をする	多種類の食品から、バランスのとれた栄養をとるようにしましょう。
②	食生活に変化をつける	同じ食品を繰り返し食べるのは好ましくありません。
③	食べ過ぎず、脂肪は控えめに	食べすぎは食道や胃腸の刺激となり発がんの一因になります。肥満や脂肪摂取の多い人はがんになりやすいこともわかっています。
④	塩辛い食品、熱いものは避ける	塩や熱の刺激が食道や胃にがんを発生させることがあります。
⑤	野菜や果物、海藻、きのこなどを十分にとる	これらに含まれる食物繊維、ビタミン、ミネラル、ファイトケミカルなどががん予防に役立ちます。
⑥	加工食品を控えめに	塩、動物性脂肪、食品添加物などが要注意とされます。特にソーセージやベーコンなど肉の加工食品は控えめに。
⑦	かびの生えた食べ物、肉や魚のこげた部分は避ける	これらには発がん性のある成分が生じていることがあります。
⑧	アルコールはほどほどに	肝臓がんや膵臓がん、食道がんは大量飲酒者に多いことがわかっています。

(出所) 落合 (2014)。

(4) 便秘

　若い女性や高齢者に多い便秘は、大腸の運動が低下した状態で、主な要因としては食物繊維や水分不足があげられます。便秘の予防、解消には食物繊維が豊富なイモ類、海草類を食べると効果的です。また、朝食を必ず取り、食後の排便を習慣にすることで、慢性便秘は改善されます。

(5) がん

　健康に良い食品を選んで食事をする習慣を続けることで、がんのリスクを減らすことが可能です。

❷　食事療法で生活習慣病を改善する

　食事療法が重視されている糖尿病と高血圧を例に、食事療法の役割を説明します。

(1) 糖尿病

　糖尿病治療の第一歩は食事療法からといわれており、2型糖尿病の患者の場合、まず食事から治療を始めます。食事療法の大きな目的は、食事の量や摂り方に気をつけ、インスリンを分泌する膵臓の負担を軽くし、血糖値を良

好にコントロールすることです。糖尿病の疑いがあると診断されたときから食事療法を始めます。1日3食を規則正しく食べることが大切で、2食分をまとめるなど一度に大量に食べると膵臓に大きな負担をかけ、糖尿病が悪化してしまいます。

(2) 高血圧

　高血圧の食事療法の基本は減塩です。高血圧の患者の中でも、「食塩感受性」のある方は食塩の摂取量で大きく血圧が変動するので、減塩が最大のポイントになります。高血圧の患者では、1日の食塩摂取量は2g程度が理想で、6g未満に抑えることが必要とされます（健康な人でも1日に男性7.5g、女性6.5g以下を目標に）。塩味の薄い食事に慣れることや、酸味としてレモン、香辛料として唐辛子、コショウ、カレー粉などを使い、食事の味付けに変化をつけると、食塩摂取量を減らすことができます。

Ⅳ 子どもの栄養─成長期に適切な栄養補給─

　生涯を通じての食習慣や食嗜好は小児期の早い時期に方向性づけられると考えられます。そのため、栄養素の構成だけではなく、食生活のあり方を身につけさせることが重要な課題です。

❶ 乳児の栄養

　母乳は多くの感染防御因子を含み、乳児に免疫力を獲得させることが大きな利点であり、乳児にとって必要なほとんどの栄養が含まれるものです。しかし、母乳の問題点として、母乳黄疸や乳児ビタミンK欠乏症などがあげられ、新生児期には適切な対策が必要です。また母親が伝染病にかかった時は、子どもにこれらのウイルスが感染する可能性があるため、母乳を与えてはいけません。母乳不足や授乳できない時は、人工栄養として育児用粉乳（牛乳を原料として、たんぱく質を減らし、乳糖その他の成分を加えた食品）が利用されます。

　乳汁から半固形食、次第に固形食へ移行させる過程を離乳といいます。離乳食の開始は生後5〜6か月ごろからで、乳汁を徐々に減量し、離乳食を少しずつ増やします。離乳せず乳汁だけで育てると、たんぱく質、ビタミンが不

足し、乳児が貧血になります。また、咀嚼・消化・吸収の能力を発達させ、食事の意識を育て、自立性を促すためにも、離乳は生後13か月頃までに完了させます。

❷ 幼児の食生活

　幼児期になると、大人と共食が始まり、食べ方などを模倣するようになります。また、間食の必要がありますが、取り過ぎると肥満などのリスクがあります。偏食を予防するためには、調理の工夫が必要です。食習慣は幼少時に身につき、一生その人の食生活に影響を与えると考えられます。例えば、薄味に慣らしておくことが、今後の生活習慣病の予防につながります。虫歯を減らし、アゴの発育を進めるため、糖分を制限したり、よく噛む必要のある食事を与えたりするようにします。

❸ 学童・思春期の栄養と食生活

　小学5〜6年生から中学生にかけ、急速な成長スパートと第二次性徴が現れ、思春期に入ります（女子10〜14歳、男子12〜16歳）。この時期は、エネルギー、たんぱく質ともに所要量は高く、鉄は不足しがちなので、栄養バランスには特に注意を払いましょう。また、児童・生徒の食生活を巡る状況では、食生活が多様になり、不適切な食生活による健康障害が現れます。肥満ややせ（拒食状態）、思春期の貧血と潜在性栄養失調症がしばしば見られます。児童・生徒が健全な心と身体を培い、生涯にわたっていきいきと暮らすことができるためには、何よりも健全な「食」が重要です。2005年に食育基本法が施行され、知育、徳育、体育の基本としての「生きる力」を育成することを願い、家庭や学校、地域での食育の推進が取り組まれています。

❹ 学校給食

　学校給食は、健康教育の一環として、児童に望ましい食事のあり方を理解させるとともに、食事を通して心のふれあいを深め、好ましい人間関係の育成と心身の健全な発育をはかるために実施されています。そのため、成長期にある児童の栄養管理にあたっては、学校給食摂取基準と食品構成により、児童の必要とする栄養量を確保し、家庭において不足しがちな栄養素を補充

するよう配慮しています。小学校では「給食だより」を子どもたち向けに作成し、食を通じて、地元のことや海外のこと、日本の伝統なども学びます。名古屋市では、市の誕生を記念する「ふるさと献立」や、海外の姉妹都市の日を祝う「特別献立」が取り組まれています。

Ⅴ 食の安全

食品流通様式の変化に伴い、食中毒や食品添加物など、食の安全を脅かす要素が増えています。

❶ 食中毒

食品が原因となるさまざまな人体の病的な変化を食中毒といいます。微生物食中毒には主に夏を中心に発生する細菌性食中毒（サルモネラ菌、カンピロバクターなど）、冬に発生するウイルス性食中毒（ほとんどがノロウイルス）があります。そのほかには、自然毒食中毒（毒きのこ、ふぐ、有毒貝）や、化学性食中毒（農薬、有害物質）があります。

食中毒予防の3原則である「清潔」「迅速」「加熱・冷却」を守ることが大切です。手洗いの励行、食材の加熱、調理器具の二次汚染を予防し、食中毒を防ぐことができます。

❷ 食品添加物

食品の製造の過程において、または食品の加工もしくは保存の目的で、食品に添加、混合、浸潤、その他の方法によって使用するものを食品添加物といいます。国際的な機関が無害を確認した安全量の1/100の量を1日摂取許容量といい、毎日食べ続けても安全な量とされています。実際には食べ物にはそれよりさらに少ない量が使用基準として定められています。しかし、食品添加物をとりすぎることや添加物の複合摂取は未知の危険性が懸念されるため、なるべく安全な食生活をこころがけましょう。また、調理方法によって食品添加物を減らす工夫も取り入れましょう。

Ⅵ 世界の食卓—科学的な研究が裏付ける健康に良い食事—

　世界の国々には、その地域の特有の食材、食習慣が存在します。特に、科学的な研究で健康に良いとされている食事を紹介します。

❶ 和食

　「和食」は見た目が美しいだけでなく、発酵食品が豊富で、野菜、魚、海藻類をよく食べることから、栄養のバランスがとれた食事として、日本人の長寿と肥満防止に役立っていると世界に注目されています。そうした「日本人の伝統的な食文化」＝「和食文化」が2013年にユネスコの無形文化遺産に登録されました。

❷ 地中海食

　健康食の代名詞である地中海食は、スペイン、イタリア、ギリシャ、モロッコなど7か国、地中海沿岸地域に暮らす人々の伝統的な食事です。オリーブオイルを多用し、乳製品や魚介類が豊富で、肉は比較的少なめなのが特徴です。多くの研究成果に基づき、地中海食は2010年にユネスコの無形文化遺産に登録されました。

❸ 薬膳料理

　薬膳は中国の「医食同源」、すなわちすべての食品が薬としての効能をあわせもっているという考え方です。必ずしも漢方薬の材料を使った料理ではありません。体調や季節にあわせて食材を選び、普段の食生活に取り入れ、体調不良を改善し、健康的な体づくりを促すことを目的とする食事法です。東アジア諸国では特に人気があり、「未病」を改善するほか、美容効果も期待できます。

Ⅶ 最後に—知識を今後に活かしましょう!—

　健康で理想的な人生を送るには、バランスのとれた食生活が大切です。
　食と栄養に関する理解を深めたうえで、自ら日々の食生活を見直し、望ま

しい習慣を身につけましょう。家族や学校の仲間と一緒に、健康を支える三本柱の一つである栄養・食生活について話し合って、周りの人々、地域社会の皆さんにも健康づくりについて発信していきましょう。

【参考文献】
- 飯田薫子・寺本あい監修（2019）『一生役立つ　きちんとわかる栄養学』西東社。
- 上西一弘（2016）『食品成分最新ガイド　栄養素の通になる　第4版』女子栄養大学出版部。
- 落合敏（2014）『新しい実践栄養学』主婦の友インフォス情報社。
- 門田新一郎・大津一義編著（2016）『最新　学校保健』大学教育出版。
- 実教出版編修部編（2022）『オールガイド食品成分表2022』実教出版。
- 特定非営利活動法人日本成人病予防協会（2016）「健康管理士一般指導員　健康管理能力検定1級テキスト　1　健康管理学（第14版）」。
- 古畑公・木村康一・岡村博貴・望月理恵子（2011）『食と健康のホントがみえる栄養学』誠文堂新光社。

第 2 部

身体活動と
ウェルネス

第8章

スポーツとジェンダー

■ 性別二元論とスポーツ

　性別二元論とは、人の性別が「男」と「女」のいずれかに分類できるとする社会規範のひとつです。スポーツ、特に競技スポーツではこの性別二元論を敷いてきました。その背景には、男性を中心に発展してきた近代スポーツの歴史とそこで形成された男性優位な考え方、近代オリンピックが発展する中でのスポーツにおける平等の確保と公正の確保が根底にあると考えられます。ここでは、これらの背景について取り上げ、性別二元論とスポーツの関わりを考えます。

❶ 近代スポーツの発展と男性中心主義

　現在のスポーツの多くが、近代のイギリスに起源を持っています。当時のイギリスでは、エリート貴族の養成機関であるパブリックスクールでスポーツが行われていました。このパブリックスクールに入学できるのは男性のみで、女性の入学は認められていませんでした。つまり、近代スポーツに触れることができたのは、主に男性のみで男性を中心に発展してきたことがわかります。さらに、男性ばかりの集団では、「男らしくあること」が重要とされ、力強さや勇敢さ、たくましさが求められました。また、「男らしくあること＝異性愛者」であることも当然とされ、男性の同性愛者は嫌悪の対象とされ、排除されることとなったのです。

❷ スポーツにおける平等

　「平等」には2つの基準があるとされています。ひとつは「機会の平等」で、もうひとつは「結果の平等」です。「機会の平等」とは、その人がもつ背景に

関係なく機会を提供しているかという基準です。「能力と意欲さえあれば、誰でもスポーツを実施する状況にあるのか」を問うものであり、性別に関わりなく同等の機会が提供されているのかという問題です。「結果の平等」とは、不利益な立場にある人に補償がされているかという基準です。歴史的に不利益な状況が蓄積されている場合や不利益な状況にある場合、その不利益な状況を改善する措置を講じ、その結果、平等を実現しようとする考え方です。

　スポーツは男性を中心に発展し、女性はスポーツから排除されてきた歴史があります。そのため、女性スポーツを推進する政策がこれまでもとられ、現在もとられています。女性というだけでスポーツをする権利がなかったり、性別によって待遇が異なったりする場合、それらの不利益に対して措置を講じて実質的な平等を目指すことがあります。このような考え方を、ポジティブ・アクションといい、スポーツにおけるジェンダー平等を推進する場面でも行われています。

❸　スポーツにおける公正

　公正とは、「平等で偏りがないこと」「公平で正しいこと」という意味がありますが、この「公正」には定まった答えがありません。それは、何をもって「公正」とするかは、何をもって「平等」や「公平」であるとみなすのかという問題に関わってくるからです。

　競技スポーツの多くは男女別で実施されるため、誰が男性で誰が女性であるかを線引きする必要があります。特に、女性の競技会に男性が入ることを「不公正」と考える競技スポーツでは、女性に対して「性別確認検査」を実施し、女性ではない者を見つけようとしてきました。このことは、女性選手を守る一方で、その基準を満たさない女性選手を排除する結果をもたらしてきました。何をもって「公正」と考えるかは、状況や立場によって異なります。しかし、その状況や立場によって考えた「公正」が、人間の尊厳や人権を脅かすものになってはいけません。また「公正」は、社会状況において変化するため、私たちは常に「公正」について考えていかなければならないのです。

Ⅱ 体育・スポーツにおけるジェンダー差

　ここでは、体育・スポーツにおける様々な現状を取り上げ、そこにみられるジェンダー差を明らかにします。

❶ 学校体育におけるジェンダー差

　学校体育において、ジェンダー差がみられるひとつにカリキュラムがあります。日本の体育カリキュラムは、体つくり運動や表現・ダンスを除くと、近代スポーツを中心に構成されています。この近代スポーツの中心原理は競争であり、勝者となることが「男らしさ」の証明とされ、パフォーマンスに影響する体格の良さや筋肉量の多さが重視されます。つまり、学校体育において近代スポーツを中心としたカリキュラムが行われることは、男女差を際立たせることになったのです（井谷 2018a）。また、学校体育で経験する種目にも男女差があります。男子では、武道やサッカーなど、ボディコンタクトが相対的に多い種目が経験され、女子ではボディコンタクトが少ないバレーボールやテニス、バドミントンなどのネット型種目やダンスが経験されています（松宮 2016）。学習指導要領では、男女平等が掲げられ、性別に関係なく実施することが目指されているものの、現場ではまだ性別によって選択できる種目に制限があります。

　さらに、指導する保健体育教員においてもジェンダー差がみられます。宮本 (2016) は、中学校の保健体育教員の男女比は7：3、高等学校の保健体育教員の男女比は8：2であり、2001年から大きな変化はみられないと述べています。この背景には、カリキュラムが男性優位な近代スポーツを中心に構成されているため、それらを教育する教員にも体格や体力の高い男性が採用される傾向にあるといわれています（井谷 2018b）。しかしこのことは、教育を受ける生徒に対して隠れたメッセージを伝える危険性をはらんでいます。つまり、体育やスポーツを指導する人、特に近代スポーツを指導する人は男性であり、ダンスや舞踏などの指導は女性であるというメッセージです。

　学校教育の場面で、選択する種目や経験する種目、指導教員の性別などを通じて、隠れたジェンダー意識を形成することは避けるべきです。近年は男女共修授業の取り組みも進んでいます。授業のあり方について検討を重ねて

いくべきでしょう。

❷ 「する」スポーツにおけるジェンダー差

　スポーツへの関わり方には、「する」「みる」「ささえる（育てる）」の3つがあります。ここでは「する」スポーツを取り上げ、幼少期、青少年期、成人期における「する」スポーツのジェンダー差について考えます。

　人々の運動やスポーツとの関わりは幼少期から始まりますが、幼少期から実施される運動やスポーツ、運動遊びにはジェンダー差があることが報告されています。幼児期の男女には、「自転車あそび」「おにごっこ」「かけっこ」「ぶらんこ」などの種目が人気ですが、男児ではそれらに加え「サッカー」や「キャッチボール」などのボール種目がみられます。一方、女児にはボール種目はほとんどみられず、男女によってボールを使った遊びの経験に差があることがうかがえます（武長 2018）。

　青少年期の多くは学校期と重なり、学校期では運動部活動を通じてスポーツに参加する生徒が多くなります。そこで、中学校体育連盟や高等学校体育連盟の種目別加盟生徒数をみると、男子生徒の多い種目、女子生徒の多い種目があることがわかります。また、片方の性別しか存在しない種目もみられます。このように運動部活動の実施種目においても男女差があり、その背景にはジェンダーに基づく規範があることがうかがえます。

　最後に、成人期をみます。2021年度のスポーツ庁の「スポーツ実施状況等に関する世論調査」では、1年間に運動やスポーツをしなかった人（非実施者）の割合は、男性が14.6%、女性が20.0%となっており、女性の非実施者が多いことがわかります。年々、非実施率の男女差は縮まりつつあるものの、大きな変化はありません。また、実施種目をみると、男女ともに「ウォーキング」や「散歩」などの歩く種目が上位にありますが、男性では「筋力トレーニング」や「ジョギング・ランニング」「ゴルフ」などの種目が、女性では「体操」や「ヨガ」などの種目が上位にみられ、違いがみられます。

　このように、幼少期から成人期において、実施種目や実施率に男女差があります。実施種目に男女差がみられる背景には、種目に対するステレオタイプ[(1)]のイメージや実施環境の整備の遅れがあり、そこにジェンダーが隠れています。女子サッカーに着目した研究においては、「サッカーは男子がするも

の」という考え方が主流にあり、女子がサッカーをできる環境がなかったことなどが報告されています（大勝 2013、2014）。

❸ 中央競技団体におけるジェンダー差

中央競技団体は、日本の各種競技団体を統括する組織であり、オリンピック・パラリンピックへの選手派遣なども行う団体です。各競技団体の役員構成をみると、役員における女性割合は8.1%、意思決定機関（会長、副会長、理事）における女性割合は10.3%となっており、どちらも1割程度と少ないことがわかります。最も女性割合が高い団体は、公益財団法人全日本なぎなた連盟であり9割以上となっています。しかし、なぎなたの実施者の多くが女性であることを考えると、他の競技団体とは異なる傾向にあることが想像できます。全日本なぎなた連盟以外の競技団体における女性割合は3割以下であり、ゼロの団体も10団体みられます（小田 2016）。このように、日本の各競技の統括団体において、その意思決定機関に多様性が少ないことは、スポーツの発展においても大きな課題といえるでしょう。

Ⅲ 多様な性とスポーツ

近年、性が「男」と「女」の2つだけに分類できるものではなく、多様であることが認識されるようになってきています。ここでは、多様な性に関する用語を確認し、スポーツにおける多様な性に関わる課題について取り上げます。

❶ 多様な性について

(1) 性を構成する要素

性は大きく4つの要素から捉えられます。**生物学的な性、性自認、性的指向、性表現**です。**生物学的な性**は、一般的には出生児に判定された性であり、戸籍上の性別です。身体的特徴、つまり内外性器の有無や形状を基準にして判定される性であり「身体の性」といえます。**性自認**は、自分自身で認識している性であり「心の性」といえます。生物学的な性と性自認が一致する人もいれば、一致しない人、あるいはどちらにも揺れ動く人もいます。**性的指**

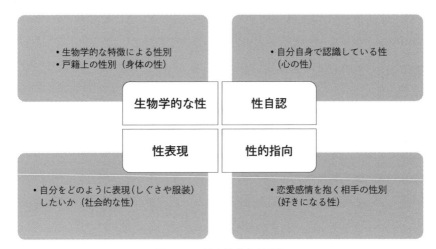

図8-1——性を構成する要素

向は、恋愛感情を抱く相手の性別で、「好きになる性」です。異性愛者、同性愛者、両性愛者、またはどちらの性にも魅力を感じない無性愛者の人たちがいます。**性表現**は、しぐさや服装などで自分自身をどのように表現したいかであり、「社会的な性」ともいわれます。

すべての要素が男か女かどちらかの典型的な状態（多数派）に当てはまる場合もあれば、そうでない場合もあり、少数派は「性的マイノリティ」と称される場合もあります。

(2) 多様な性に関する語

ここでは、多様な性に関する語について、表8-1を用いて説明します。

(3)〈性の多様性〉に対する差別的な態度

〈性の多様性〉に対する差別的な態度を表す語に「phobia（フォビア）」があります。古代ギリシャ語では「恐怖」を意味する語として使用され、近年では、「嫌悪／忌避」などと訳されます。ある対象者に対して差別的あるいはネガティブな感情や態度を示すことをいい、ホモフォビアやバイフォビア、トランスフォビアなどLGBTQ+の人々に対する差別的あるいはネガティブな感情や態度を示す語として使用されます。

表8-1 —— 多様な性に関する用語

性に関する語	Gender（ジェンダー）	社会的及び文化的に形成された性別を指す語
	LGBT（エルジービーティー）	Lesbian（レズビアン）、Gay（ゲイ）、Bisexual（バイセクシュアル）、Transgender（トランスジェンダー）の頭文字を合わせた語で、性的マイノリティの総称として用いられることもある。多様な性をあるカテゴリーにおさめることが難しいためQueerやQuestioningも加えたLGBTQ+などの表現もある。
	Queer（クイア）	性的マイノリティを包括して捉える語である。かつては侮辱的に用いられていたが、現在では多様なマイノリティをつなぐ語として肯定的に用いられている。
	Questioning（クエスチョニング）	自身の性自認や性的指向が定まっていない状態にある人やあえて決めない人の総称。
	SOGI（ソジ、ソギ）	性的指向（Sexual Orientation）及び性自認（Gender Identity）を包括した総称。自己の性表現（Expression）を加えた、SOGIE（ソジー、ソギー）の語が用いられることもある。
生物学的な性に関する語	DSDs（Difference of Sex Development、ディエスディズ）	性に関する体の発育が非典型的な状態にあることをさし、染色体や性腺、外性器の形状、膣や子宮などの内性器、性ホルモンの産生などが、先天的に一部異なる発達を遂げた状態にあることである。日本語では「性分化疾患」と訳されることが多い。
		DSDsには様々な状態があり、DSDsをもつ大多数の人たちは、身体の一部が異なるだけで、男性・女性の自認がある。また、DSDsはスポーツに影響がある場合もない場合も存在する。
性自認に関する語	Cisgender（シスジェンダー）	出生時に決定された性と性自認の性とが一致する人をさす言葉。
	Transgender（トランスジェンダー）	出生時に割り当てられた性別に違和を感じる人、性自認が男女2つのカテゴリーに収まらない人、社会的に期待される性役割やジェンダー表象に収まらない人などの総称。
		MtF（Male to Female）：男性から女性へ性別を移行した人、または移行したい人の略称。「トランス女性」。
		FtM（Female to Male）：女性から男性へ性別を移行した人、または移行したい人の略称。「トランス男性」。
	X-gender（エックスジェンダー）	男女いずれかの性に限定しない立場をとる人。
性的指向に関する語	Lesbian（レズビアン）	女性に対して魅力を感じる女性。女性同性愛者。
	Gay（ゲイ）	男性に対して魅力を感じる男性。男性同性愛者。
	Bisexual（バイセクシュアル）	男女両方に魅力を感じる人。両性愛者。
	Asexual（アセクシャル）	どの性にも恋愛感情を持たない人をいう。
	Heterosexual（ヘテロセクシュアル）	異性を好きになる人をいう。異性愛者。

❷ スポーツにける多様な性に関わる課題

　ここでは、スポーツ界やスポーツ活動場面で起こる多様な性に関わる課題について取り上げます。私たちは今後、これらの課題にどう向き合い、解決していくべきなのかを考えましょう。

(1) DSDs[2]の選手

　DSDsとは、先の表8-1の説明にあったように、身体的な性の一部分が非典型的な発育を示すため、典型的な状態ではなかったり、曖昧な状態にあったりすることをいいます。

　DSDsはドーピングとは異なり、本人の意思とは関係ない身体の発育・発達段階における状態です。しかし、DSDsの女性選手は、ホルモンの一種であるテストステロン（一般的に男性ホルモンと称される）のレベルが、平均的な女性の値を上回ることが指摘されています。そのため現在、彼女たちは希望するカテゴリーで出場を制限される場合があります。その背景には、女性より男性が優位であるという考え方があります。つまり、男性ホルモンの代表であり、筋力増強の指標として考えられる血中テストステロンのレベルが平均女性より高いDSDsの女性選手に対して、彼女たちが競技において有利な状況にあり、競技の公平性が保てないと考えているのです。競技によっては、DSDsの女性選手に、血中テストステロン値のレベルを抑制する規定（一般にDSD規定という）を設け、その条件をクリアすることで競技に参加できるようにしています。しかしこの規定は、DSDsの女性選手が自分の「ありのまま」の身体で競技に参加することを制限することを意味しています。

　みなさんは、この問題に対してどのように考えますか。性別二元論と男性優位な考え方、さらにテストステロンのレベルを判断基準とする考え方について考えてみてください。

(2) トランスジェンダーの選手

　IOC（国際オリンピック委員会）はトランスジェンダー選手に対するルールを規定しています。

〈IOCのトランスジェンダー選手に対するルール〉

1. 性自認の宣言 (宣言後は4年間変更不可)

2. MtF選手 (トランス女性)
   - 出場までの最低1年間、血中テストステロンレベルが10nmol/ℓ以下
   - 女子カテゴリーで競技を希望する期間中を通して血中テストステロンレベルが10nmol/ℓ以下

　上記のように、トランス女性に対しては、血中テストステロンのレベル規定があり、トランス男性と条件が異なることがわかります。このように、トランス女性に対してのみ血中テストステロンのレベル規定が設けられている背景には、シスジェンダー女性との公平性が保てないことがあげられています。しかしこれも、女性より男性が優位であるとする考え方、テストステロンが身体にとって有利に働くという考え方に起因していると考えられます。

　このような状況の中、IOCは2021年11月に国際競技団体 (IF) が国際大会の参加資格を作るうえで参考となる新たな指針を発表、2022年4月から適用されています。新たな指針には、「参加資格は、選手が性自認や生物学的な性の多様性によって構造的に大会から排除されることがないように、公平性をもって作られなければならない」ことが記載され、10の原則が提示されるとともに、各競技団体で参加規定を設けることが示されています[3]。このことは、血中テストステロンのレベルが影響する競技とそうでない競技が存在すること、また、テストステロンを判断基準とする根拠が乏しいことの指摘がなされたことと無関係ではありません。今後の動向を注視していく必要があるでしょう。

　また、特にトランス女性の参加については、多くの誹謗中傷もみられます。2020東京オリンピックでは、初のトランス女性がウエイトリフティング競技に参加しました。彼女はIOCの条件をクリアし大会に出場したにもかかわらず、「ずるい」や「不公平」といった批判や選手本人に対する誹謗中傷がインターネット上に多く寄せられました。

(3) スポーツ集団におけるホモフォビア

　近代スポーツはエリート男性を中心に、異性愛主義を重んじたホモソーシャルな集団として発展してきました。そのような集団では、同性愛者が自分たちの集団を壊す脅威として考えられてきました。そのため、特に男性領域のスポーツ集団では、ホモフォビア、同性愛嫌悪が強く、カミングアウトがしづらい状況にあるといわれています。2020東京オリンピックでカミングアウトした選手の9割近くが女性であったことも、男性領域のスポーツ集団でカミングアウトすることの難しさを示しているといえます。

　2014年に現役引退後にカミングアウトした競泳の金メダリストであるイアン・ソープ選手は、TVのインタビューで以下のように語っています。

> 「偽りの人生を送ってきた。他人の基準で『正しいスポーツ選手』とされる人物になろうとしていた。人々に、家族に、オーストラリア国民に、僕を誇りに思ってほしかったのだ。オーストラリアがゲイのチャンピオンを望むかどうか、不安に思う自分がいた。でも僕は今、オーストラリアだけでなく世界に向けて、ゲイであることを表明する。これで、他の人たちにとっても（カミングアウトが）容易になるといいと思う。」(Smith 2014)

　この内容から、男性アスリートが引退後でさえもカミングアウトすることの難しさを感じます。一方、女性領域のスポーツ集団では男性領域のスポーツ集団よりホモフォビアは強くなく、現役中にカミングアウトする選手も少なくありません。

(4) アスリートを取り巻く活動環境や施設

　性的マイノリティの人々にとって、スポーツの場は居心地の良い空間になっているのでしょうか。私たちが当たり前だと思っていることを問い直し、考えてみましょう。ここでは、日本スポーツ協会の「体育・スポーツにおける多様な性のあり方ガイドライン」の中にある「LGBTなどの人々がスポーツ場面で抱える課題・困難」を参照しながら提示していきます。

　スポーツ活動の場では、「男女でユニフォームや移動着が異なること」「女性のオフィシャルスーツがスカートしかなかったこと」「グループ分けで『男子はこっち、女子はこっち』と分けられること」「更衣室がみんなと一緒だったこと」などが、当事者にとって困ったことや嫌だったこととしてあげられ

ています。また、合宿時では「部屋割りが希望も聞かれないまま男女で割り振りされたこと」や「共同風呂しかなかったこと」などがあげられています。

　これらの事例では、まず男女で分ける必要性があるのかを考えることが重要です。競技スポーツでは、男女を明確に分けることが必要かもしれませんが、レクリエーション的なスポーツ活動では男女の性別ではなく、他の基準で分けることも考えてみましょう。更衣室やお風呂については、個室を準備し、誰でも使いたい人が個室を使えるようにすることを考えてみましょう。また、部屋割りについては、対象となるメンバーだけに聞くのではなく、全員に対して希望を聞くことも大事です。メンバーがカミングアウトしていない状況では、そのメンバーだけを特別扱いすることがアウティング[4]になる可能性があるからです。

　指導者やチームメイトの対応で困ったことや嫌だったことは、「男子は『くん』、女子は『さん』や『ちゃん』で呼ばれること」「指導者が『ゲイはキモい』『ゲイは嫌い』などホモフォビアな発言をしているのを聞いたこと」「チームメイトがメンバーに対して『ホモ』『おかま』『レズ』などとからかっているのを見たこと、さらにそれを指導者が注意しなかったこと」などがあげられています。

　特に子どもたちは指導者の行動や言動をよく見ています。指導者がその時の子どもたちのノリに合わせて、ホモフォビアな言動や子どもたちの言動を笑いにするなどの行動は、当事者を傷つけることを理解しましょう。

　また、性的マイノリティの人々が、そうではない人たちよりもスポーツを諦めている、スポーツと関わらないようにしている可能性が考えられます。皆さんがスポーツ活動をしている集団に、性的マイノリティの人はいますか? 性的マイノリティの人々は、概ね3〜10%程度いるといわれています。みなさんの周りにそのような人が存在しない、あるいは知らないということは、彼ら自身がスポーツから離れているからかもしれません。「すべての人にスポーツをする権利がある」。これは、スポーツ権といわれスポーツ基本法で保障されているものです。誰もがやりたいスポーツを諦めることなく実施できる環境を考え、整備することを検討しましょう。

Ⅳ スポーツにおけるジェンダー平等を目指して

　2020東京オリンピックでは、性的マイノリティであるとカミングアウト[4]した選手が過去最多の人数となりました。一方、日本人選手のカミングアウトはゼロであり、日本国内での多様な性に対する人々の認識や組織のあり方が課題であることが指摘できます。ここでは、ジェンダー平等の推進が進められる社会を見据え、スポーツにおいてジェンダー平等を推進していくための取り組みについて、どのようなことができるのかを考えてみましょう。

❶ スポーツ統括・関連団体の取り組み

　2014年第6回世界女性スポーツ会議において、スポーツのあらゆる場面で女性がスポーツに関わる機会を増やすための「ブライトン・プラス・ヘルシンキ2014宣言 (Brighton plus Helsinki 2014 Declaration)」が採択されました。日本は2017年に、日本スポーツ振興センター、日本オリンピック委員会、日本障がい者スポーツ協会 (現・日本パラスポーツ協会)、日本スポーツ協会とともにこの宣言に署名しています。また、スポーツ庁は2019年に、中央競技団体と一般スポーツ団体に対してガバナンスコードを提示しました。適切な組織運営を確保するために、特に中央競技団体に対しては、女性理事の割合を40%以上にすることと具体的な数値目標を示しました。このように、国際的にも国内的にも女性がスポーツの運営に積極的に関わる機会を増やすことが目指されています。

❷ 指導者の取り組み

　指導者は直接選手と関わる立場にあります。指導者がジェンダーに関わる課題について意識を持っているか否かは、指導場面や指導方針に大きく影響すると考えられます。指導者自身が多様な性に関する知識やジェンダーに関する課題に関心をもつことは、すべての人々が躊躇することなくスポーツと関わるために重要なポイントとなります。

　スポーツ関連組織が、LGBTQ+に関する研修会や勉強会の開催、情報収集の必要性、さらには、指導者へのLGBTQ+当事者の指導に関する情報提供やその仕組みづくりについても取り組む必要があると感じていることが報告さ

れています（日本スポーツ協会 2019）。指導者個人で取り組むだけではなく、組織的な取り組みが目指されていくべきでしょう。

❸　人々の意識改革

　スポーツは「身体」が強く関わることで、男女の領域が明確に分かれることが当然であり、性別によって、競技や種目に向き・不向きがあるように思われがちです。しかし、近年では、男性向きと思われていたボクシングや総合格闘技に女性が進出したり、女性が実施するものだと思われていたアーティスティックスイミングや新体操に男性が参入したりしています。また、個人の男女の枠組みだけではなく、ペアや団体戦などの枠組みも増え、競技形式にも多様な形が増えています。

　このように、人々が当然と思っていた考え方や捉え方は時代によって変化し、「こうあるべき」という規範は流動的です。改めて、スポーツにおけるジェンダーの捉え方、あるいは、ジェンダーにとらわれないスポーツのあり方を考えることが求められます。

　また、多様な性に対しては、Ally（アライ）と言わるLGBTQ+当事者たちに共感し、寄り添いたいと考え、支援する人たちがいます。彼らは、LGBTQ+の社会的地位向上や権利擁護、平等達成のための運動などに協働し、積極的に支援しています。

Ⅴ　より深い学びのために

　ここには、現在Web上で確認できるジェンダーや多様な性に関する資料を提示します。情報は日々更新され、社会の状況や各団体の取り組みによってもジェンダー平等や多様な性に関する情報は変化します。常に、学び続けましょう。

〈日本スポーツ協会〉

- スポーツ医・科学研究プロジェクト「体育・スポーツにおける多様な性の
  あり方に関する教育・啓発」
  https://www.japan-sports.or.jp/medicine/tabid522.html#03
- 「体育・スポーツにおける多様な性のあり方ガイドライン
  ―性的指向・性自認（SOGI）に関する理解を深めるため
  に―」（第3版・2022）
  https://www.japan-sports.or.jp/publish/tabid776.html#guide13

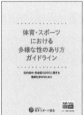

〈プライドハウス東京〉

- 「誰も排除しないスポーツ環境づくりのためのハンドブック Sports for
  Everyone（2020・第2版）」
  https://pridehouse.jp/assets/img/handbook/pdf/sports_for_everyone_v2.pdf
- 「東京2020オリンピック・パラリンピック競技大会におけるLGBTQ+ アスリー
  トのメディアガイドライン―ジャーナ
  リストおよびメディア関係者への手引
  き―」（2021）
  https://pridehouse.jp/assets/img/
  handbook/pdf/mediaguideline_jp_v1.pdf

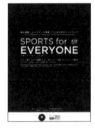 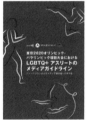

〈IOC〉

- 「スポーツにおけるジェンダー平等、公平でインクルーシブな描写のため
  の表象ガイドライン　PORTRAYAL GUIDELINES - GENDER-EQUAL,
  FAIR AND INCLUSIVE REPRESENTATION IN SPORT」（2021）
  https://stillmed.olympics.com/media/Documents/Beyond-the-Games/Gender-
  Equality-in-Sport/IOC-Portrayal-Guidelines.pdf
  （英語）
  https://stillmed.olympics.com/media/Documents/
  Beyond-the-Games/Gender-Equality-in-Sport/
  IOC-Gender-Portrayal-Guidelines-JP.pdf（日本語）

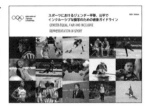

〈LGBT法連合会〉

- 「LGBT報道ガイドライン―性的指向・性自認の視点から―」（2019・第1版）
  https://lgbtetc.jp/wp/wp-content/uploads/2019/03/lgbt-media-guideline-l_fix_R.pdf
- 「LGBTQ報道ガイドライン―多様な性のあり方の視点から―」（2022・第2版）
  https://lgbtetc.jp/wp/wp-content/uploads/2022/04/lgbtq-media-gudeline-2nd-edit-1.pdf

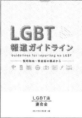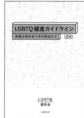

【注】

（1）ステレオタイプとは、多くの人に浸透している固定観念や思い込みのことである。性別で例えると、男性はこういうものである、女性はこういうものであるなどと固定的に捉える考え方である。

（2）DSDsについては、DSDと表記される場合もある。ここでは、多様であるということで複数形を用いる。

（3）正式文書は以下を参照。https://stillmed.olympics.com/media/Documents/Beyond-the-Games/Human-Rights/IOC-Framework-Fairness-Inclusion-Non-discrimination-2021.pdf

（4）カミングアウトとは、本来、自分の意思で気持ちを伝えることであり、アウティングとは、本人の同意なく他の人に伝えることである。この2つは全く異なる行動である。「アウティング」や「カミングアウトの強要」は、当事者を傷つけ、その集団に参加できない状況を作ったり、自殺やうつなどに繋がったりするなどの危険性があるので注意すること。また、子ども同士だけではなく、指導者や大人が関与する場合もあるので注意が必要である。

【参考文献】

- 井谷惠子（2018a）「体育カリキュラムのポリティクス」飯田ほか編著『よくわかるスポーツとジェンダー』ミネルヴァ書房、pp.34–35。
- 井谷惠子（2018b）「保健体育教員とジェンダー」飯田ほか編著『よくわかるスポーツとジェンダー』ミネルヴァ書房、pp.36–37。
- 大勝志津穂（2013）「愛知県における一般成人女子サッカー選手の活動環境に関する検討」『スポーツとジェンダー研究』Vol.11、pp.43–56。
- 大勝志津穂（2014）「愛知県における成人女性サッカー選手のスポーツ経験種目に関する研究」『スポーツとジェンダー研究』Vol.12、pp.31–46。
- 大勝志津穂（2020）「LGBTなどの人々がスポーツ場面で抱える課題・困難」『体育・スポーツにおける多様な性のあり方ガイドライン―性的指向・性自認（SOGI）に関する理解を深めるために― Guidelines on Optimal Sexual Diversity in Physical Education and Sport : Deepening Understanding of Sexual Orientation and Gender Identity』日本スポーツ協会、

pp.13–15。

- 大勝志津穂（2022）「ジェンダーとスポーツ」高橋徹編『スポーツ文化論』みらい、pp.122–137。
- 岡田桂（2022）「男性ジェンダーとスポーツ」岡田桂・山口理恵子・稲葉佳奈子『スポーツとLGBTQ+ ―シスジェンダー男性優位文化の周縁―』晃洋書房、pp.1–19。
- 小田佳子（2016）「中央競技団体・障がい者スポーツ競技団体の役員」日本スポーツとジェンダー学会編『データでみるスポーツとジェンダー』八千代出版社、pp.67–72。
- 笹川スポーツ財団（2019）「中央競技団体現況調査」。
- スポーツ庁（2022）「令和3年度　スポーツの実施状況等に関する世論調査」https://www.mext.go.jp/sports/b_menu/toukei/chousa04/sports/1415963_00006.htm（2022年9月24日参照）。
- 武長理栄（2018）「幼児期の運動能力とジェンダー」飯田ほか編著『よくわかるスポーツとジェンダー』ミネルヴァ書房、pp.44–45。
- 日本スポーツ協会（2019）「平成30年度日本体育協会スポーツ医・科学研究報告Ⅱ　スポーツ指導に必要なLGBTの人々への配慮に関する調査研究―第2報―」。
- 日本体育協会（2018）「平成29年度日本体育協会スポーツ医・科学研究報告Ⅱ　スポーツ指導に必要なLGBTの人々への配慮に関する調査研究―第1報―」。
- 藤山新（2018）「スポーツにおける男性領域・女性領域の崩壊」飯田貴子・熊安貴美江・來田享子編著『よくわかるスポーツとジェンダー』ミネルヴァ書房、pp.186–187。
- 前田博子（2018）「組織のジェンダーバランス」飯田ほか編著『よくわかるスポーツとジェンダー』ミネルヴァ書房、pp.128–129。
- 松宮智生（2016）「体育授業で経験したスポーツ種目」日本スポーツとジェンダー学会編『データでみるスポーツとジェンダー』八千代出版社、pp.88–90。
- 松宮智生（2020）「性を構成する要素」『体育・スポーツにおける多様な性のあり方ガイドライン―性的指向・性自認（SOGI）に関する理解を深めるために― Guidelines on Optimal Sexual Diversity in Physical Education and Sport : Deepening Understanding of Sexual Orientation and Gender Identity』日本スポーツ協会、pp.2–6。
- 宮本乙女（2016）「教員の男女比」日本スポーツとジェンダー学会編『データでみるスポーツとジェンダー』八千代出版社、pp.84–85。
- 山口理恵子（2022）「女性ジェンダーとスポーツ」岡田ほか『スポーツとLGBTQ+ ―シスジェンダー男性優位文化の周縁―』晃洋書房、pp.20–37。
- Smith, Robert（2014）「イアン・ソープ氏、同性愛告白で『今は落ち着いた気持ち』」AFP https://www.afpbb.com/articles/-/3020442（2022年9月23日参照）。

第9章

レベルアップに必要な諸要素
―大学生活を通じて競技者としても、人としても成長するために―

　皆さんの大学生活が始まりました。多くの方にとっては、大学4年間が最後の学生生活となります。この4年間の過ごし方で皆さんは大きく変化すると思います。そのためには、大学生活4年間での過ごし方が大変重要となります。ここでは、主に大学でスポーツ活動を送る学生に向けて、レベルアップに必要となる諸要素についてのお話をしていきたいと思いますが、内容としては、スポーツ活動とは縁のない方にも関係する内容となっていますので、読んでいただきたいと思います。

■ 目標設定と行動計画

❶ 選手としての成長のモデル

　スポーツ活動をしている学生の皆さんは、学習・研究活動、スポーツ活動（部活動）あるいはボランティア活動、プライベートタイム（キャンパスライフ）、アルバイト等忙しい毎日を送っている人が多いようです。図9-1は選手としての成長をモデルにした図です。大学での充実した生活を通じて、4年間で大きく成長することが期待されます。競技の種類を問わず、ベース（土台）となるものは、「心（メンタリティ）」（以下「心」）です。この「心」については、図9-2で詳しく説明しています。大学生は、高校時代に比べて、活動範囲が広がり、交友関係や社会との関わりも広がっていきます。だからこそ、「心」の成長も重要になってきます。大学生活を通じて、「心」が成長し、それがベースとなり、2段目、3段目の要素が加わっていく。これが人間的な成長とともに選手としての成長を確実なものにすると考えています。そして、2段目に位置するのが「体力・戦術理解」です。

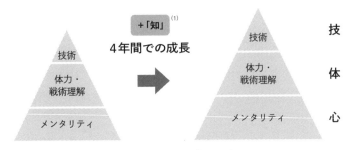

選手としての成長

- チャンピオンスポーツとして優勝を常に目指す
- 最終的に選手として、そして人間的に成長

+「知」[(1)]

4年間での成長

技体心

図9-1 ── 選手としての成長モデル

（出所）筆者作成。

　「体力・戦術理解」のうち、「体力」はスポーツ活動を行うための体力・健康を指します。また、「戦術理解」は、競技のルールや当該競技をより賢く戦うための知識・理解を表します。1番上（3段目）は、当該競技に必要な「技術」です。選手は、より高いレベルに到達するために、技術習得に向けて日々練習を行うわけです。さらに競技力向上のためには、心技体の他に「知」が必要と言えます。「知」とは「知的頭脳活動」[(2)]を指します。ですから、スポーツは、「知的頭脳活動」（以下　「知的活動」）であると言えます。私が考える「知的活動」は図9-3に示します。図9-3で示した「知」についてサッカーを例にすると、ゴールキーパーは、試合中相手の動きや味方の位置どりを見ながら、絶えず次の状況を予測しなければいけません。残り時間、得点差、風向き、相手のフォーメーションや戦術の変化などをベンチからの情報等も含めて判断し、予測を立てながらポジションをとり、また味方のディフェンスの選手に絶えず指示（コーチング）しながらプレーを続けなければいけません。常に観察、分析、予測という頭脳活動を行っているわけであり、これがしっかり行える選手が良い選手と言えます。選手として、そして人間としても大いに成長が期待できる状況です。しかしながら、ただ毎日一生懸命頑張ったとしても、それだけで選手の皆さんが期待する成長が果たしてできるでしょうか。残念ながら、そう上手くはいかないと言わざるを得ません。

　自分自身が成長するためには、日々の努力が欠かせないことは言うまでも

```
         心（メンタリティ）

❶常に前向きに取り組む姿勢
❷実行力
❸努力を惜しまない
❹苦しいことから逃げない姿勢
❺継続する力（あきらめない、やめない）
❻変化を見分ける力（観察力、冷静さ）
❼協調性
❽思いやり（仲間を助ける）
❾礼儀をわきまえる
```

図9-2——心（メンタリティ）の説明

（出所）筆者作成。

```
         「知」（「知的活動」）の内容

・「判断力」、「集中力」、「決断力」
・「想像力」、「コミュニケーション能力」
・このような力を身につけることで選手は成長する。

      学校生活全般から養われる力である。
```

図9-3——「知」（「知的活動」）の説明

（出所）筆者作成。

ありませんが、それだけでなく、自分自身の現実の姿を直視するとともに、自分が目標とする姿を描くことが大切です。そして、そのために、「何をなすべきか」を自分自身で考えることが必要です。そして目標の姿に到達するためには、「計画を立てて実行する力」と「目標達成のために犠牲を払う覚悟」が必要であると私は考えます。私は、これを「目標設定」と「行動計画」と表現しています。

❷ 「目標設定」がやる気を生み出す

それでは、具体的に「目標設定」と「行動計画」について示していきたいと思います。

まず、なぜ、「目標設定」が重要なのでしょうか。それは、自己目標を立て、それに向かって日々努力を積み重ねることが自分自身の成長と自己実現につながるからです。目標を設定し、その目標達成のために、どのように行動するか、そして逆に何をしてはいけないか、等についてきちんと整理をしたうえで、日々行動することこそが、目標に近づく唯一の方法と言えます。毎日、紙1枚ずつ重ねる努力こそが重要です。その日々の継続がすべてと言えます。魔法の練習法や魔法の上達法はありません。自分が立てた目標だからこそ、日々頑張れるし、それしか、目標に到達する方法はありません。

　それでは、私のオリジナルの目標設定シートを紹介します。私は高校の教員時代、クラスや部活動の生徒がしっかりと目標を持って前向きに学校生活を送るために、生徒個々に目標設定をするよう指導してきました。図9-4の目標設定シートは、何度か変更を重ねて現在の形式になりました。この形式に至る過程で、横浜国立大学名誉教授である高木展郎氏の「カリキュラム・マネジメント」に関する研修会で紹介された「学校のグランドデザイン」を参考にさせていただき、個人の目標設定シートに応用しました。私は、このシートを「デザインシート」と名付けています。英語の「Design」には、日本語で言う「計画・設計」の意味があることから、この名前にしました。現在、私が担当している東邦高校人間健康コース1・2年生の「総合的な探究の時間」においても、この「デザインシート」を記入してもらっています。詳しくは図9-4を参照してほしいのですが、内容を簡単に説明しますと、自己目標は、ご自分の大学卒業時の目標あるいは人生目標を記入し、年度の目標は、自己目標に向かった中間指標的な意味合いの目標設定となります。1年生の場合は、まず自己目標に近づくための中間目標を年度の目標に設定してみてください。もちろん、大学4年生になった時に、自己目標と年度の目標が同じになることはあります。そして、その目標記入の下部には目標達成に向けた「遵守事項」あるいは「禁止事項」を記入するようにします。前にも記述しましたが、目標達成は簡単に成し遂げられません。したがって、目標に到達するためには、必ずやらなくてはいけないこと、つまり「遵守事項」を定め、また目標達成の妨げとなることをしない、つまり「禁止事項」を定めることも重要になります。なお、図9-4に示した「デザインシート」の「遵守事項」、「禁止事項」は、スポーツ選手を例にしたものですので、スポーツ

氏名＿＿＿＿＿ **自己目標と202〇年度目標（デザインシート）**

自己目標

202〇年度目標

目標を達成するための項目ごとの遵守事項あるいは禁止事項など

①技術面	②体力面（体つくり）

③メンタル（精神）面	④学校生活（学習面など）

⑤学校外の生活（余暇時間の過ごし方など）	⑥その他（栄養・休養、その他）

学期の反省等（目標の達成状況など）

前期＿＿＿＿＿＿＿＿＿＿＿＿＿＿＿＿＿＿＿＿＿＿＿＿＿＿

後期＿＿＿＿＿＿＿＿＿＿＿＿＿＿＿＿＿＿＿＿＿＿＿＿＿＿

学年＿＿＿＿＿＿＿＿＿＿＿＿＿＿＿＿＿＿＿＿＿＿＿＿＿＿

図9-4 ── デザインシート

選手でない場合は設定目標に応じて項目内容を変更して記入することになります。例えば、資格取得を自己目標にしている人であれば、「①資格取得に関して」というような項目に変更して自身の言葉で記入します。また、毎日の積み重ねの徹底と目標達成のためには、自分自身に制約を課すことも必要となります。目標に向かって日々歩みを継続するうえでは、時間をいかに有効に使うか、いわゆる「タイムマネジメント」も重要な要素と言えます。「タイムマネジメント」については、後述しますが、自分自身の目標達成に近づく

ために、無駄な時間の使い方をせず生活を送ることは、とても重要です。もちろん、息抜きや友人と過ごす時間は決して無駄な時間とは言えませんが、無計画な時間の使い方は決して推奨できません。逆に例えば1日10分ずつ体づくりのトレーニングを計画的に行うことで、1週間で1時間、1か月で4時間、1年間で48時間になります。毎日の積み重ねが年間を通じて大きな変化や成長につながる可能性があります。「継続は力なり」という諺がありますが、何事につけても継続することは大変重要です。イエローハットの創業者である鍵山秀三郎氏が提唱する「凡事徹底」はそれに通ずる言葉であり、いずれにしても、自分自身のレベルアップを図るうえで、日々の継続が目標設定のための大変重要な要素であると思います。大学生活をより良い形でスタートさせ、年次を経るごとに成長するためにも目標設定を是非行って充実した大学生活を送っていただきたいと考えています。

Ⅲ 心と体を磨く

❶ プラス思考とモチベーション

　人間には、弱気な人、強気な人、悩む人、まったく悩まない人など様々な思考のタイプの人がいます。あなたは、どんなタイプでしょうか。大儀見浩介氏は、自著『勝つ人のメンタル』の中で、4つの思考タイプ[3]を紹介しています。ここでは、詳細は省略しますが、①おばけ型（何も悩まず、人の話も上の空で聞き流すようなタイプ）、②マイナス型（自分は悪くない、責任は他にあるという考え方をするタイプ）、③てんびん型（プラス型とマイナス型が混在しているタイプ　わがままな発言もするが、自分の目標や考え方は持っている）、④プラス型（指導者に叱られたとしても、それをアドバイスとして聞き入れ、発展的に受け止めることができ、何事も前向きに考えられるタイプ）。

　どのタイプが伸びるかは、一目瞭然でしょう。プラス型は、もちろん結果も大事にしますが、それよりも自分の成長や進化を常に考えています。人の話を聞き入れる「心の窓」が開いており、成長するための情報を受信する感度が良い。このタイプの人がスポーツで言えば、トップアスリートに成長する可能性を秘めていると言えます。そして、これはスポーツに限った話ではありません。

人は、試合で失敗したり、上手く物事が進まない時に気分が落ち込み、また悲観的に考える習性があります。しかし、失敗して下を向いて悲観的に考えても決して良い方向には進みません。そういう時こそ、前向きに物事を捉える「ポジティブシンキング」という考え方が重要です。試合に負けた時に負けた悔しさはありますが、「この敗戦を良い経験として次の試合に生かそう」というプラス思考に置き換えることで気持ちも変わります。また、心理学の手法の一つである「リフレーミング」という考え方に基づき、物の見方を変えることで、例えば（決断力に乏しいという）短所を（じっくり考えて後悔しない結論を出せるという）長所として捉え直すことで、心は軽やかになり、モチベーションアップにつながります。「ポジティブシンキング」や「リフレーミング」は心を健康に保ち、行動を起こすエネルギーとなり、モチベーションアップにつながる大切な考え方です。ただし、気をつけなければならないのは、これを言い訳や逃げ道にしてはいけないということです。ここで重要になるのが、前述した目標設定です。目標に向かってチャレンジした結果としてのミスは問題ありませんが、そうでない場合は単なる言い訳にしかなりません。そういった観点からも目標設定は重要です。

❷ 集中力を高めよう

　自身の目標を設定し、その目標に向かって日々のトレーニングや充実した生活を行っていくうえで重要となるものが、「集中力」です。集中力の高め方について述べる前に、一般に集中力を妨害する要因としては、以下に示す4つの要因[4]が考えられます。自分が何の要因によって集中力が弱まるのかを知ることは、試合や資格試験など大事な場面で力を発揮するために大切になります。

　①外的雑念：試合中の相手のヤジなどがその例です。
　②外的プレッシャー：指導者から「次に失敗したら、レギュラーを外す」など言われることです。
　③内的雑念：試合や試験等、大事な場面における心の雑念です。
　④内的プレッシャー：誰も言っていないのに、自分の中で勝手に「ここで自分が失敗したらマズい」などと考えてしまうことです。
　それでは、集中力を高め、良い結果を導き出すためには、どのような対策

を立てれば良いでしょうか。私は、この対策としては、以下の4つが大切であると考えます。

①毎日の習慣を大切に、規則正しい生活を送る。

②やるべきことに優先順位をつけて行い、やるべきことを残さない。

③小さな成功体験を積み重ね、自信をつける。

④試合や試験など本番の時間に合わせて1週間前くらいから心身ともに集中のリズムをつくる。

①は規則正しい日々の生活を送ることが心身の健康につながり、それが本番で無駄な力が入らず集中して大事な場面に臨むうえでのベースとなります。試合や試験だからと言って、特別なことをするのではなく、毎日の習慣を大切にすることがとても重要です。そして、その規則正しい生活の原点は、「早寝早起き」です。②は準備の大切さを表します。試合や試験など大事な場面に臨むにあたり、事前にやるべきことはたくさんあるはずです。それを整理し、優先順位をつけて行い、やるべきことを残さないことが大切です。また「今日やるべきことはこれ」というような指標を自分自身で設けることで、日々の精神的な安定にもつながります。③これは、試合などで大変緊張感を伴う場面で力を発揮するために大切です。サッカーを例にすると、サイドのポジションの選手が、自信を持ってクロスボールをゴール前に蹴れるようになれば、FWの選手は、良いクロスボールが来ることを信じて、思い切ってゴール前に飛び込んで行けます。これが得点につながればチームは大変盛り上がり、勝利に一歩近づくことができます。大事な試合で、このように得点するためには、味方のFWがヘディングやシュートを打ちやすいクロスボールを蹴る練習が必要であり、この練習を継続して質の高いクロスボールを蹴ることができ、そしてFWの選手もしっかりとゴールを奪う、つまり成功体験を積み重ねることが大切です。この小さな成功体験の積み重ねが自信の裏付けとなり、本番での力の発揮につながります。ラグビー元日本代表の平尾誠二氏は、自著の中で、「常勝チームと、いつも僅差で負けるチームの差は、単なる戦力の違いだけではない。そこには自信があるかないかという大きな差がある。そしてその自信は、経験からしか育まれない」[5]と述べています。④は、大事な試合や試験の前に生活のリズムを合わせ、集中力のピークが当該時間になるように体を慣らすことが本番での成果につながることを示して

集中している状態は？

- リラックスし、心が落ち着いている状態
- 自然に頭・体が動き実力が最高度に発揮できる状態
- 自分がやるべきことに意識が集中

図9-5——「集中している状態」とは？

（出所）大儀見浩介氏提供資料。

います。いずれにしても、大事な場面で集中力はとても重要です。是非とも、実践してください。

❸ タイムマネジメントの重要性

皆さんは、タイムマネジメントいう言葉を聞いたことがありますか？　タイムマネジメントは、時間管理という意味ですが、ビジネスシーンや企業経営では、以前から重要視されている要素です。企業において、人事管理（採用・人事異動・昇格・配置管理など企業の人に関する管理全般を指す）、経営の効率化や生産性の向上には欠かせないからです。しかし、このタイムマネジメントという要素は、ビジネスの世界だけでなく、目標達成や充実した学生生活を送るうえで、スポーツの世界並びにスポーツを志す学生はもとより、すべての人にとって重要であると考えます。

タイムマネジメントは、簡潔にまとめると、自分の1日、つまり24時間をどう管理するか、ということです。1日の時間を考えると、生活をしていくうえで必ずとらなければいけない睡眠、食事などの時間を除き、授業、トレーニング、あるいはアルバイトなど他の人との関わりのある「絶対に外せない重要事項」を優先的にスケジュールしています。そして、スケジュールが空いている時間に「緊急でない重要事項」[6]、例としては、「学習、体づくりや健康増進、資格取得や自己啓発活動」などを入れているのが実情であると思います。しかし、これを空いている時間にやろうとしてもなかなか上手く進められない、というのが現実ではないでしょうか。ちょっとの時間のつもりが、2〜3時間もインターネットを見ていた、あるいはゲームをしていた、という人はいるでしょう。そういう人は無意識のうちに、時間を無駄遣いして

いるのです。だからこそ、1日の時間を意図的に管理し、スケジュール化できるものは、手帳やスマホにメモして、対処していくことをお勧めします。また、学生である皆さんにとっては、特に未来への投資活動である「緊急ではない重要事項」をまずスケジュールに組み込むことがとても重要です。これを1日のスケジュールに意図的に組み込み、その実践を継続することで、「緊急でない重要事項」がいつしか習慣化され、自分の生活のリズムをつくることにつながり、それが将来の自分自身を築く大きな原資となるはずです。4年間の大学生活は、長いようで案外短いものです。そして、大学生活は自分で自分の将来を切り開くうえでは、とても重要な時間となります。限られた時間を有効に使い、自分自身の目標達成に向けて成果を積み上げる活動を実践してほしいと思います。だからこそタイムマネジメントは重要であり、是非とも実践してほしいと思います。誰でも1日に与えられている時間は、24時間です。どのようにタイムマネジメントするかで学びや仕事、プライベートも変わります。

❹ コミュニケーション力を高める

　競技スポーツにおいて、チームや自分自身のレベルアップを目指すためだけでなく、社会生活を円滑に行い、社会を生き抜くうえでもコミュニケーション力の向上はとても重要です。競技者として成長するためには、多くの関係者やチームメイトの協力が必要であり、自分自身やチーム全体の良いパフォーマンスを導き出すためにもコミュニケーションがとても重要です。また、多くの企業において、社員に求める能力の一つにコミュニケーション能力をあげています。組織や地域にも、調整だけでなく、「触発」を起こせるリーダーが切望されており、教育、医療、福祉などすべての分野で、質の高いコミュニケーションによってあらゆる立場の人たちと関わることのできるリーダーが必要とされています。ただし、ここで言うコミュニケーションは、「意思の疎通、情報伝達」という意味だけに限定したものではありません。重要なのは、コミュニケーションが行われることによって、引き起こされる「変化」です。人と接し、話を聞き、話をする。聞き、話しているうちにお互いの共通点や相違点がわかってきます。相違点がわかれば、それをどのように解消していけばよいかの対策も見えてくるはずです。そこに人との「調和」

が生まれ、「あなたにはこういう特徴があり、私にはこういう特徴がある。二人には違いはあるけれど、この面では、二人は同じ意図を持っている」ということが明らかになり、その先に、「同じ意図があるなら、一緒につくろう」とか、「お互いの違いを活かしてこうしよう」というような「触発」が起きます。コミュニケーションの重要な点は、このコミュニケーションによって引き起こされる「変化」であり、これがコミュニケーション力と定義づけられます。こういったコミュニケーション力を高めるきっかけの一つとなるのが、大学生活のあらゆる場面であると考えます。様々な地域や生まれ育った環境の異なる学生と大学では出会う機会があります。自分をさらにレベルアップするためにも、コミュニケーション力を高めるうえでも、大学生活はその機会となるはずです。人とコミュニケーションをはかるうえでは、積極性が大切です。恥ずかしがらずに、人とのコミュニケーションに積極的にチャレンジしてもらいたいと思います。

それでは、どうすればコミュニケーション力は高まるでしょうか。安田正氏の著書『超一流の雑談力』に、このような説明がありました。「数年前、テレビの番組で『世界一の投資家』ウォーレン・バフェット氏が母校でこんな質問を受けていました。『社会人1年生が早くビジネスの世界で経営陣に加わるにはどうすればいいですか?』バフェット氏は、学生の質問に、こう答えます。『一つ知っておいてもらいたいのですが、才能を持った人はどこにいても非常に目立つものです。それはIQが200あるから、といった理由ではありません。その人のふるまいが、そう感じさせるのです。話し方は、人生において重要な財産となります。苦手な人は少し時間がかかるかもしれませんが、訓練して、人前で楽な気分で話せるようにするといいでしょう。人前で話すのが恥ずかしいというのは、大きな弱点になります。話し方は、大事な技術です。』」[7]

コミュニケーション力を身につけ、高めることは、皆さんにとって大きな財産となります。前述した安田正氏の著書では、自分のことを「人見知りだ」と思っている人は、コミュニケーションに高い理想を持っている人で、そういう人こそ、壁をつくるのではなく、これを解消するアクションを起こすことでコンプレックスを解消して、コミュニケーション力を身につけることができる。そして、そのコミュニケーションを活性化し、コミュニケーション力を高めるうえでは「雑談」が重要であると述べています[8]。しかしながら、

テクニック的なこと以上に「この人なら信頼できそうだ」と、そう思われる言動をとることが大切です。相手に向き合い、本音で話をしているか、していないかは時間の長短はあっても、必ず相手は気づくものです。誠実に勝るものはありません。そのうえで、失敗を恐れず、大学生活において、コミュニケーション力を高める努力を続けてほしいと思います。

❺ 終わりに

我が国を取り巻く環境は急速に変化しています。少子高齢化、グローバル化の進展は、私たちの生活だけでなく、社会の仕組みにも変化をもたらしています。また、現在進みつつある「働き方改革」は、これからの日本の労働慣行を大きく変えることになると思います。

2030年代には、自動走行車による移動やドローンによる軽貨物の運搬、これまでは人に委ねられていた作業がロボットにとって代わるなど未来的事象が現実のものとなり、私たちの生活も大きく変わっていくことと思います。

近い将来、社会では、現在の仕事の約半分がなくなる、という想定もありますが、その予測不能な時代とも言える時代に社会の中心として活躍する世代が皆さんになります。それでは、これからの変化の激しい時代を生き抜くには、どのような力を身につけなければいけないのでしょうか。私は、この力を「自分の未来を自分で描き、それを実現するために歩み続ける力」であると定義します。これを整理すると以下のようになります。①自身の目標をしっかりと見据え、基礎的・基本的な知識・技能の習得をベースに、情報を収集・活用する力。②課題を見出し、解決するために必要な思考力・判断力・表現力。③変化に対応する柔軟な思考と豊かな発想力。そして、④最新の知識・技能を獲得しようとする強い意志と学びに向かう姿勢、前向きな人間性。また、⑤異文化理解、自然や環境・人権に対する寛容な心、更には⑥「協働」への理解と行動も求められると考えます。私は、ここに挙げたような力の獲得や向上のための努力をすることで、自らの目標や展望が広がり、人間的な成長にもつながると信じています。これらの力は、大学時代だけでは身につけられるものではありません。大学卒業後も歩みを継続することが必要です。　皆さんは、人生100年時代を生きる世代です。充実した大学生活を送り、自らの人生を切り開く礎を是非とも大学生活で築き上げてください。

【注】

(1) 河野一郎監修・勝田隆著（2002）『知的コーチングのすすめ―頂点をめざす競技者育成の鍵―』大修館書店、p.41、p.43。
(2) 同上。
(3) 大儀見浩介（2017）『勝つ人のメンタル―トップアスリートに学ぶ心を鍛える法―』日本経済新聞出版社、p.63、p.148。
(4) 高畑好秀（2001）『メンタル強化バイブル』池田書店、p.231。
(5) マガジンハウス編（2017）『平尾誠二　人を奮い立たせるリーダーの力』マガジンハウス、p.139。
(6) 小倉広（2008）『あたりまえだけどなかなかつくれないチームのルール』明日香出版社、p.156、p.138。
(7) 安田正（2015）『超一流の雑談力』文響社、pp.47–48、p.49。
(8) 同上。

【参考文献】

- 大儀見浩介（2016）『サッカーメンタル強化メソッド』実業之日本社。
- 鍵山秀三郎（1994）『凡事徹底』致知出版社。
- 岸英光（2014）『テクニックを超えるコミュニケーション力のつくり方』あさ出版。
- 嶋津良智（2014）『目標を「達成する人」と「達成しない人」の習慣』明日香出版社。
- 高木展郎（2022）『評価が変わる、授業を変える』三省堂。
- 内閣府HP「Society 5.0」https://www8.cao.go.jp/cstp/society5_0/（2022年9月16日参照）。
- 西野朗（2018）『勝利のルーティーン―常勝軍団を作る、「習慣化」のチームマネジメント―』幻冬舎。
- 『毎日新聞』教育の窓「子どもとのスムーズ対話術」2018年1月29日付。
- メンタリストDaiGo（2019）『自分を操る超集中力』かんき出版。
- 『読売新聞』投書欄「長所に変える力」2017年9月24日付。

第10章

ラジオ体操の有用性

1 はじめに

　昨今、我が国では高度経済成長に伴い豊かな暮らしを実現した一方で、生活の効率化によってもたらされた身体活動量の不足が社会問題となっています。この状況を改善するためには、日頃から身体面だけではなく、心理面や生活面などの多角的なアプローチが必要であり（神奈川県立保健福祉大学健康サポート研究会 2014）、その改善方法として「ラジオ体操」が顕著です。ラジオ体操の起源は約85年前に遡り、まだ保健衛生に対する意識が低い時代に、福祉の増進をテーマに「国民保健体操」として開始されました（中村 2013）。

　ラジオ体操は、1928年（昭和3年）に昭和天皇の即位式事業の一環としてNHKのラジオ放送により、「国民保健体操」として開始され、その後に戦争を含む世界状況の煽りを受けて中止や廃止を繰り返しましたが、1951年（昭和26年）に「いつでも、どこでも、誰でもできるもの」として、現行のラジオ体操が作成されました。ラジオ体操を行う目的は、年齢層によって多様ですが基本的な考え方として、老若男女問わず「日常の健康や体力の保持・増進を図る」ことにあります。また、学校体育の現場においても、体つくり運動（体ほぐし運動）の一端を担う試みとされ、簡便な動作で運動効果もあることから、今もなお支持される体操です。そのラジオ体操の運動効果について湯浅（2007）は、軽い運動と思われがちのラジオ体操であるが、正確な指導のもと行うことで、脈拍は100以上（安静時の1.5倍から2.0倍）に上がり、その消費エネルギーは約60 kcalであり、人間の1日に必要な運動量の3分の1から5分の1は確保できると述べています。また、中村（2013）は「動きが左右均等なため体のゆがみがとれる」「全身の筋肉と関節をまんべんなく使う」「内臓の働きが活性化する」「約3分でできるため、無理なく続けられる」と述べており、

ラジオ体操の運動効果を生理学的に謳っています。しかし、これらの報告は対象者が熟年層（54歳〜64歳）や高年齢層（65歳以上）であることが多く、若年層（34歳以下）を対象とした研究はあまりみられません。

Ⅱ ラジオ体操の沿革と現状

　ラジオ体操は1928年（昭和3年）11月、株式会社かんぽ生命保険の前身である逓信省簡易保険局によって制定され、2018年（平成30年）11月に、制定90年を迎えました。ラジオ体操は、今では日本の文化として定着し、日本国内に限らず海外でも多くの人達が実践していると言われています。加えて、簡易保険事業が創設された1916年（大正5年）当時の我が国においては国民の保健衛生思想が低く、肺結核や伝染病で生命が危険にさらされ、平均寿命は男女とも40歳代という状況でした。また、国の医療保険も未整備で、国民の生活基盤は危ういものでした。こうした社会環境の中、国民の健康状態を改善し、経済生活の安定と福祉の増進を図ることを目指して、簡易保険事業が創設され、健康維持・増進を図り、事業の経営基盤を強化するために様々な施策が実施されました。

Ⅲ ラジオ体操第1及び第2の説明と指導ポイント[1]

❶ ラジオ体操第1の特徴（多胡ほか 2018:p.36）

- 13種類の運動を約3分間で行い、できるだけシンプルで分かりやすい運動で構成されています。
- 各運動の配列に、よく考えられた特徴があります。①全身を均等に動かすように配慮しています。②運動強度は全体として低めに設定されています。③運動強度が低めに設定されている中でも運動に強弱があり、はじめは緩やかに、徐々に強さを増し、中間にて強度のピークを作り、終わりに近づくにつれ強度を緩やかにして体に負担を残しにくい構成となっています。
- 運動強度の目安となる心肺機能の負荷は、脈拍数で見ると一般的に90〜100拍／分となるように作られています。
- 13種類の一つひとつに運動のねらいがあり、体の部位ごとに運動の方法と

運動を行う時の姿勢はその運動のねらいや目的によって多種ありますが、ラジオ体操では脚を閉じた「直立姿勢」と脚を開いた「開脚姿勢」の二つが登場します。どちらも運動を効果的かつ安全に行うための姿勢ですが、それぞれの留意点を見てみましょう。

■直立姿勢

運動を「たやすく」行うには安定した重心・姿勢が必要ですが、そのために大事なのが足の裏です。ラジオ体操の直立姿勢では、図①のように、かかとをつけて、つま先を開く形を勧めています。ふらつかず、安定していれば、つま先を開く角度は各々の感覚でかまいません。この形は、前後左右の力の変化に対し体を最も安定できるとされています。ただし、直立姿勢の中でも、ラジオ体操の跳ぶ・全身をゆする・片脚跳びとかけ足足踏みなどの跳躍運動では股関節・膝関節・足関節などの骨格の構造上、各関節への負担を減らすため図②のようにつま先を閉じた直立姿勢で行うことを勧めています。

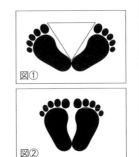

図10-1 ── 運動の姿勢①

(出所) 多胡ほか（2018）p.39。

目的とする効果を定めています（この「ねらい」を意識して各動作を行うことで、運動効果が高まる）。

- 有酸素運動です。

❷ ラジオ体操第2の特徴（多胡ほか 2018：p.96）

- 実施時間は、第1とほぼ同じ3分間で動作の数も13種類で構成されています。
- 運動量は第1より強度が増し、青壮年向けの体操として作成されています。脈拍数で見ると一般的に110〜130拍／分の脈拍数となるように作られています。
- テンポは第1よりも少し速く、120テンポ／分程度となっています。加えて、各動作の大半がはじめに強いアクセントを伴い、力強くし、運動の強度を上げています。
- 第1と同様に、はじめは緩やかに、徐々に強さを増し、中間にて強度のピークを作り、終わりに近づくにつれ強度を緩やかにして体に負担を残しにくい構成となっています。
- 主に身体の活性化をねらいとしていますが、全身の血行促進だけではなく、身体動作の器用さを高めることも目指した構成となっています。

■開脚姿勢

ラジオ体操における開脚姿勢の主な役割は、姿勢を安定させて上半身を力みなく自由に動かせるようにすることです。しっかりと安定した姿勢をとることで上半身の運動を無理なく大きく力強く行うことができます。(図③)

したがって両脚ともに、脚全体の筋肉に少し力を入れ、運動を行うときはできるだけ膝が曲がらないように注意することが各運動の効果を高めることにつながります。

この開脚姿勢での足の幅は、直立姿勢のつま先の角度と同様、各々が最も安定すると感じる足幅でかまいません。上半身の動きが大きければ大きいほど足の踏ん張りが必要となるため、各種運動ごとに自分のやりやすい足幅にしてください。(例:「体を横に曲げる運動」より「体を回す運動」のほうが上半身は前後左右に大きく動くため、足幅をより広くとるほうが姿勢は安定します。その場合は運動開始前に足幅を開くなど工夫して実施してください)

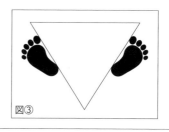

図③

図10-2 ── 運動の姿勢②

(出所)多胡ほか(2018)p.41。

Ⅳ 大学生におけるラジオ体操の効果(実践研究)

ラジオ体操の効果は前述の通りです。しかしながら、これらの報告は対象者が熟年層(54歳〜64歳)や高年齢層(65歳以上)であることが多く、若年層(34歳以下)に関する研究報告は少なく、あまり深くまで言及されていません。そのため、若年層を対象とした「ラジオ体操の運動効果」を調査し、検証することは重要なことであると考えられます。そのことを踏まえて、以下では大学生を対象としたラジオ体操の効果について記述します。

❶ 方法

A大学における体育実技授業の受講生18名(男:11名、女:7名)を対象とし、授業内においてラジオ体操第1及び第2を実施しました。①安静時心拍数の計測:計測方法はストップウォッチを用いて、橈骨動脈に指をあてて15秒間の脈拍を図り、その数値を4倍することで、安静時1分間の心拍数としました(国立循環器病研究センター2020)。②ラジオ体操直後の心拍数の計測:各ラジオ体操の直後に心拍数を計測しました。まず、ラジオ体操第1を実施し、体操直後の心拍数を計測しました。その後5分間の休憩をとり、ラジオ体操第2を

実施し、体操直後の心拍数を計測しました。その後5分間の休憩をとり、ラジオ体操第1・第2を連続して実施し、体操直後の心拍数を計測しました。計測方法はストップウォッチを用いて、橈骨動脈に指をあて15秒間の脈拍を図り、その数値を4倍+10秒（運動時のため）することで、運動時1分間の心拍数としました（国立循環器病研究センター 2020）。③アンケート調査：ラジオ体操における「主観的運動効果」についてのアンケート調査を行いました。④倫理的配慮：ヘルシンキ宣言を順守し、事前に実験の目的や方法などの説明を十分に行いました。また、個人の意思で中止や中断が可能であることを説明し、任意参加の同意を得ました。⑤統計処理：安静時とラジオ体操第1及び第2直後の心拍数とラジオ体操第1・第2連続時直後の心拍数を基に対応のあるt検定を行いました（SPSS Statistics 23.0）。加えて、統計有意水準を危険率5%未満（p<0.05）としました。

❷ 結果

　結果として、対象者は18名（男子：11名、女子：7名）、年齢は20.2 ± 0.4（平均値±標準偏差）、現所属課外活動（スポーツ）の経験年数は5.7 ± 3.2でした。安静時の心拍数は65.2 ± 9.8、ラジオ体操第1直後の心拍数は94.9 ± 15.1、ラジオ体操第2直後の心拍数は99.8 ± 18.6、ラジオ体操第1・第2連続時直後の心拍数は107.3 ± 20.5でした。ラジオ体操第1直後の運動強度は3.7 ± 0.8、ラジオ体操第2直後の運動強度は3.8 ± 1.0、ラジオ体操第1・第2連続時直後の運動強度は4.2 ± 1.0でした。安静時とラジオ体操第1直後の心拍数を比較したところ、有意な差（p：0.00）と高い効果量（ES：0.91）が認められ、安静時とラジオ体操第2直後の心拍数を比較したところ、有意な差（p：0.00）と高い効果量（ES：0.92）が認められ、安静時とラジオ体操第1・第2連続時直後の心拍数を比較したところ、有意な差（p：0.00）と高い効果量（ES：0.92）が認められ、ラジオ体操第1とラジオ体操第2直後の心拍数を比較したところ、有意な差（p：0.02）と中程度の効果量（ES：0.54）が認められました（表10-1）。

❸ 考察

　上記の結果から、各ラジオ体操の「心拍数からみた運動強度」及び「主観的運動効果」について考察します。①各ラジオ体操直後の心拍数からみた運

表10-1 ── 安静時と各ラジオ体操直後における心拍数の比較

項目／統計値	M ± SD	t	p	ES
安静時－ラジオ体操第1	-29.7 ± 14.1	-8.94	0.00	0.91
安静時－ラジオ体操第2	-34.6 ± 15.2	-9.62	0.00	0.92
安静時－ラジオ体操第1・2連続時	-42.1 ± 17.9	-9.97	0.00	0.92
ラジオ体操第1－ラジオ体操第2	-4.9 ± 7.8	-2.65	0.02	0.54

（注）M（平均値）± SD（標準偏差）、t（t値）、p（p値）、ES（効果量）。

表10-2 ── 心拍数からみた運動強度（RPE）

運動強度レベル	自覚度	強度（%）	心拍数（拍／分）
9	もうだめ	100	191-200
8	非常にきつい	85.8-92.9	171-190
7	かなりきつい	71.5-78.6	151-170
6	きつい	57.2-64.3	131-150
5	ややきつい	42.9-50	111-130
4	楽に感じる	28.6-35.7	91-110
3	かなり楽に感じる	14.3-21.4	71-90
2	非常に楽に感じる	7.1	61-70
1	安静時	0	0-60

（出所）日本健康運動研究所。

動強度について：本研究の対象者は18名であり、全ての対象者が課外活動（スポーツ）に所属し、運動経験年数はおよそ6年でした。その対象者における各ラジオ体操直後の心拍数を計測し、表10-2の運動強度表を用いて照合した結果、安静時の心拍数は65.2拍／分、ラジオ体操第1直後の心拍数は94.9拍／分であり、その運動強度レベルは3.7（かなり楽に感じる）を示しました。ラジオ

体操第2直後の心拍数は99.8拍／分であり、その運動強度レベルは3.8（かなり楽に感じる）とラジオ体操第1よりも高い値を示し、ラジオ体操第1・第2連続時直後の心拍数は107.3拍／分であり、その運動強度レベルは4.2（楽に感じる）と最も高い値を示しました。この結果から、安静時の心拍数とラジオ体操第1の心拍数はおよそ30拍／分上昇し、安静時の心拍数とラジオ体操第2の心拍数はおよそ35拍／分上昇し、安静時とラジオ体操第1・第2連続時直後の心拍数はおよそ42拍／分上昇し、心拍数と運動強度が高くなっていました。加えて、安静時とラジオ体操第1直後の心拍数を比較（t検定）したところ、有意な差（p：0.00）と高い効果量（ES：0.91）が認められ、安静時とラジオ体操第2直後の心拍数を比較したところ、有意な差（p：0.00）と高い効果量（ES：0.92）が認められ、安静時とラジオ体操第1・第2連続時直後の心拍数を比較したところ、有意な差（p：0.00）と高い効果量（ES：0.92）が認められました。また、ラジオ体操第1とラジオ体操第2直後の心拍数を比較したところ、有意な差（p：0.02）と中程度の効果量（ES：0.54）が認められました。以上の結果から、各ラジオ体操には心拍数を36拍／分（平均値）程度上昇させ、さほど高くはありませんが運動強度も上げる実施効果が認められました。それらの実施効果については、ラジオ体操第1・第2連続時直後が最も高く、次にラジオ体操第2直後、最後にラジオ体操第1直後の順でした。このことについて中村（2013）は、ラジオ体操第1は国民の半数以上を占める女性の体に配慮した美しい動きで構成されているため、さほど運動強度が高くならないように設定されている。ラジオ体操第2は職場に勤労する人々を対象とし、仕事の能率増進を図ることが目的のため、ラジオ体操第1よりも高度で運動強度も高く設定されていると述べています。このことから、各ラジオ体操を実施することで心拍数と運動強度が上がることが認められ、その中でもラジオ体操第1・第2を連続して行うことで心拍数と運動強度はさらに上がり、ラジオ体操第1よりも第2の方が心拍数と運動強度を上昇させることも認められました。また、一般人とスポーツ競技者の体力基準値に差はありつつも、基本的に心拍数と運動強度の上昇は認められ、対象者が大学生の現役スポーツ競技者（本研究の対象者）であっても心拍数と運動強度は上昇することから、ラジオ体操における実施効果の有用性が示唆されました。また、②各ラジオ体操直後の主観的な運動効果について、各ラジオ体操における主観的運動効果の有無とその自由記述回

表10-3 ── ラジオ体操第1における受講者の意識調査
（質問：ラジオ体操第1は、何らかの運動効果があると思いますか?）

受講生の自由記述	評価
体全体を使うので、ウォームアップとして効果がある。	肯定的
運動している人には軽いウォーミングアップとして、していない人には続けることで筋力を保つことができるくらいの運動量がある。	肯定的
大きく体を動かすことで簡単な動きでも汗をかくし、筋肉を使っていると実感した。	肯定的
本来の動きを正確に行えば汗をかいたり、心拍数が上がったりするなどの体つくり運動の持久力を高める運動効果がある。	肯定的
心拍数を上げることができ、全身を使った動きは運動効果がある。	肯定的
ラジオ体操第1は激しい運動がないので、準備運動や体をほぐす運動に効果がある。	肯定的
心拍数は上がるが、各部位に対する負荷が少ないため、運動効果を得られるほどではない。	否定的
一つひとつの動きの意味や効果を知って行うと、僅か13個の動きでも凄く疲れるし、その効果で体が動かしやすくなるため運動効果はある。	肯定的
全身をしっかり動かすことができるため、運動効果がある。	肯定的
様々な部位をしっかり動かすことができるため、運動効果はある。	肯定的
競技者レベルで運動を実施している人には、運動効果よりもストレッチ効果がある。	分からない
心拍数が上がり、汗もうっすらかく程度に体も温まったため、ウォームアップの一つとして十分な運動効果がある。	肯定的
正しい姿勢で体操を行うことで、姿勢が整うため運動効果がある。	肯定的
記述なし。	否定的
全身を使って、柔軟性や背筋力を鍛えることができるため、運動効果がある。	肯定的
筋力の向上はそこまで期待できないが、動きの緩急を意識して行うことで、体のキレが増す（長期間）。	肯定的
ラジオ体操第1後に体温が上昇し、身体がほぐれている実感があった。また、肩の可動域が広がったように感じたので、運動効果はある。	肯定的
手を抜いて行うと意味のない動きになってしまうが、正確に行うことができれば体と心をほぐすことができる。	肯定的

答の結果（表10-3、10-4）、ラジオ体操第1及び第2のいずれも運動効果があるとの肯定的な回答が多く認められました。よって、ラジオ体操を実施することは心拍数を上昇させ「きつくない程度」の全身運動になり、意識して正確に個々の体操を行うことで、ウォームアップやストレッチとしての運動効果が期待できるものと考えられます。特に、本研究の対象者は大学生の現役スポーツ競技者であり、その対象者がラジオ体操実施後の運動効果を実感しているということは、客観的に判断してもその運動効果は期待できるものと考えられます。

表10-4 —— ラジオ体操第2における受講者の意識調査
（質問：ラジオ体操第2は、何らかの運動効果があると思いますか?）

受講者の自由記述	評価
身体全体を使い、万遍なく筋肉を使い伸ばすことができるので運動効果がある。	肯定的
アスリートにとっても比較的運動強度が高いものだと感じている。心拍数も上がるため、良いウォーミングアップになる。	肯定的
上半身の動きや下半身の動きを十分に使い、関節から体を動かす運動が多いため運動効果がある。	肯定的
全力で行えば発汗し、心拍数が上がったので体つくり運動としての効果はある。	肯定的
動きが難しく、中途半端な動きになってしまい運動効果があるとは思えない。	否定的
ラジオ体操第2は第1と比べて全体的に動きが激しいため、しっかり運動すると発汗する。定期的にラジオ体操をすると体つくり運動としての効果は期待できる。	肯定的
心拍数は上がるが各部位の負荷が少なく、運動効果を得られるほどではない。	否定的
高校の頃みたいにただやるだけだと準備体操にもならないが、しっかりラジオ体操を理解してやることによって、運動効果は十分にある。	肯定的
全身をしっかり動かすことができるため運動効果がある。	肯定的
様々な部位をしっかり動かすことができるため、運動効果はある。また、関節を大きく動かすことで、普段あまり使わない部分を意識して動かすことができた。	肯定的
運動を行っていない人には、運動効果がある。	分からない
心拍数が上がり、身体も温まったためウォームアップの一つとして機能する。また、第1に比べてより体を大きく使ったイメージもある。	肯定的
筋力やリズム感をアップさせることができるため、リフレッシュ効果がある。	肯定的
記述なし。	否定的
ラジオ体操第1よりも大きく体を動かしたり、跳んだりするなどの動きが多く基礎代謝のアップに繋がるため、運動効果がある。	肯定的
動きの緩急を意識し、なるべく長期間行うことで柔軟性と体のキレが増す。	肯定的
体温が上昇して体がほぐれ、運動に適した状態になっていると感じた。第2の方が肩や腰を動かす体操が多いため、より関節可動域が広がっているように感じた。	肯定的
正確な動きや形で行うことで、体つくり運動としての効果が得られる。	肯定的

Ⅴ 最後に

　本章では、ラジオ体操の有用性について書きました。皆さんの生まれる前から存在する国民的な体操のラジオ体操を知ることで、将来の実生活に活かして欲しいとの願いを込めてこの内容を選びました。しかしながら、本章で述べたようにラジオ体操の効果を上げるためには正確な「姿勢と動き方」を知らなくては、同じ体操をしてもその効果は薄れてしまいます。そのことからも、ぜひこのテキストを用いた私の授業を受けることで、ラジオ体操の素

晴らしい効果を体感して欲しいと思います。

　また、本章の後半部は論文を用いています。皆さんはこれから様々な授業で、レポートや論文（4年時）を書くことになりますので、ぜひこの機会に論文の書き方にも触れながら読んでください。

【注】
（1）　ラジオ体操の図は以下のウェブサイトを参照のこと　https://www.4.nhk.or.jp/radio-taisou/23/（2022年9月13日現在）。

【参考文献】
- 伊藤暢浩・岡野昇・山本俊彦・加納岳拓（2003）「小学校における『体力を高める運動』の教材開発」『三重大学教育学部研究紀要』第61巻教育科学、pp.155–166。
- 伊藤由美子・園田高一・荒木達雄・伊藤孝（2004）「体操の運動強度に関する基礎研究—立位・椅座位姿勢の違いによる比較—」『日本体育大学紀要』第33巻第2号。
- 神奈川県立保健福祉大学健康サポート研究会（2014）「ラジオ体操の実施効果に関する調査研究、調査報告書」。
- 国立循環器病研究センター（2020）「運動の実践前に（3）脈拍の測り方をマスターする」http://www.ncvc.go.jp/cvdinfo/pamphlet/general/pamph20.html#-3-21
- 小島正憲（2018）「大学生におけるラジオ体操の調査報告—体つくり運動の視点から—」『東邦学誌』第47巻第1号。
- 小島正憲（2020）「ラジオ体操の実施効果における調査研究—大学生を対象として—」『東邦学誌』第49巻第2号。
- 清水清（2003）「ラジオ体操についての考察—地域と学校で取り組むラジオ体操と授業における準備運動の実態調査—」山梨県総合教育センター。
- 多胡肇・岡本美佳・鈴木大輔・小野梨沙・清水沙希・今井菜津美（2018）『ラジオ体操・みんなの体操テキストブック』NPO法人全国ラジオ体操連盟、p.4、p.36、p.96。
- 中村格子（2013）『もっとスゴイ！　大人のラジオ体操　決定版』講談社。
- 檜皮貴子（2013）「大学生における『体つくり運動』の実施経験と意識調査—駿河台大学の学生を対象として—」『駿河台大学論叢』第46号。
- 宮辻和貴・大森美沙季（2017）「女子学生におけるラジオ体操のトレーニング効果について—運動群と非運動群の比較から—」『神戸親和女子大学ジュニアスポーツ教育学科紀要』（5）、pp.7–25。
- 湯浅景元監修（2007）『図解　本当はすごい「ラジオ体操」健康法』中経出版。
- 渡部鐐二・武藤三千代・山口由子・渡部月子・若山葉子（2007）「ラジオ体操の継続的実施が精神及び身体に及ぼす効果について」『日本公衆衛生学会総会抄録集』。
- Lagerstrøm, D. ほか著、川初清典ほか共訳（1990）『体操と健康づくり』オーム社。

第11章

体温調節と運動・スポーツ

Ⅰ はじめに

　日本のスポーツでは、競技会や練習が夏季に盛んに実施されることが多いです。とくに小学生、中学生、高校生および大学生と学生スポーツでは、夏休みを利用して、むしろ活動時間が長くなったり、運動の強度が高くなったりします。運動・スポーツあるいは労働のような筋の活動は体内で熱を発生させます。そのため、暑熱環境で運動・スポーツあるいは労働などの運動強度の高い活動を実施すると外部からの暑さと内部からの熱さにさらされることになります。したがって、夏季におけるスポーツをはじめとする身体活動では熱中症リスクを十分に理解し、適切な対策・対応を講じる必要があり、このことは近年では広く普及・啓発されてきています。その一方で、競技スポーツにおけるパフォーマンスへの体温上昇の影響に対する理解度は、国内スポーツ現場では未だに低いと言わざるを得ません。日本の夏では、競技パフォーマンスや練習の質が低下する暑さで活動をしなければなりません。そこで「熱中症」にならないための「対策」という方法論を形骸的に理解するだけでなく、暑熱環境での生理学的応答を理解し、身体活動における「暑さ」による不利益を防ぐための「暑さ対策」を「熱中症対策」と同時に実施していくことが必要になります。そこで、本章では「体温の概要」、「運動と体温」、「暑さ対策」を解説します。

Ⅱ 体温

　「体温」というと、日本ではわきの下に挟んで実施する検温の結果を指すことが多く、いわゆる平熱は36〜37℃程度だとされています。身体の温度を

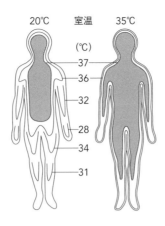

20℃　　室温　　35℃

（℃）
37
36
32
28
34
31

図11-1 ── 生体内部の温度勾配
（出所）Aschoff (1956).

意味する「体温」という言葉ではどの部位の温度なのかは示されていません。専門的な研究やあるいは正確性が必要な場合は、測定された部位などを一緒に用います。例えば、腋窩温、口腔温、舌下温、直腸温、鼓膜温、食道温、皮膚温などがあります。さらに皮膚温では、胸部、上腕部、大腿部というように測定部位を示す必要があります。日本では、検温といえば腋窩（わきの下）での測定が多いのですが、バイタルサインとしての体温とは、本来、脳や臓器などの内部の温度を測定しなければなりません。この温度を「核心温（core temperature）」と呼びます。しかし、身体内部の温度は簡単に測定することができないため、その代替えとして腋窩温などが測定されています。身体の温度分布は、外部環境の条件によって影響を受け、運動など身体の状態による影響も受けます。図11-1は、環境温20℃と35℃での身体の温度分布を示しています。この図からもわかるように、環境温が高いと身体の内部と表面の温度差は小さくなり、環境温が低いとその差は大きくなります。重要なことは環境温にかかわらず、核心温はホメオスタシス（身体の周りの外部環境が変化しても身体の内部環境を一定に保つ働き）で36～38℃に保たれており、この温度より低くなれば低体温（hypothermia）、高くなれば高体温（hyperthermia）となり、とくに40°Cを超えるほどの高体温は熱射病（heat stroke）と呼ばれ、命に関わります。

Ⅲ 暑熱環境

　ヒトの体内での熱産生は、安静時では主に脳や内臓によって発生しますが、日常生活やスポーツなどの身体活動時では骨格筋における熱産生量が大幅に増加します。運動を継続すると、筋収縮に伴う熱産生量が増加し、体温が上昇します。筋のエネルギー効率を約20%と考えると、運動に伴う代謝エネルギーの約80%が熱に変換されることがいわれています。もし産生された熱がまったく放散されなかったとすると、30分程度で体温は40°Cを超えてしまいます。しかし、そうならないために皮膚血流増加や発汗などの強力な体温調節によって、膨大な熱を放散しています。ヒトは熱を体外に捨てなければ活動を継続できません。したがって、体温上昇は適度であれば運動効率を高めることはよく知られていますが、過度になれば運動効率を低下させることも知っておかなければなりません。

　体内で産生された熱は、主に血液によって体表面へ運ばれ、皮膚表面から放射、対流、伝導、蒸発によって物理的に放散されます。その他に浅速呼吸など温められた空気を体外に捨てる熱放散もあります。主な熱放散のうち、汗の蒸発を伴わずに熱を放散する放射、対流、伝導は乾性熱放散あるいは非蒸発性熱放散といい、汗の蒸発による熱放散を湿性熱放散あるいは蒸発性熱放散といいます。ヒトはこれらの手段により体外へ熱を放散しています。しかし、環境温が皮膚温より高くなると非蒸発性熱放散での熱移動の方向が身体の外部から内部へとなってしまいます。その場合、汗の蒸発が唯一の熱放散の手段となります。

　運動中の体温上昇は運動強度に影響されます。運動強度が高くなるにつれて体温上昇は大きくなり、高体温が維持されます。ウォーミングアップで適度に体温上昇をさせることで代謝速度、神経伝達速度、筋柔軟性などが改善し、パフォーマンスを向上させることは広く知られています。それほど高くない運動強度ならば、暑熱環境でも体温上昇を抑えることができます。しかし、高強度の運動では比較的低い気温でも抑えることができず、急激な体温上昇が起きます。そして、過度な高体温になると末梢および中枢神経系を介して疲労感を引き起こし、パフォーマンス低下を招いたり、運動の継続が不可能になったりします。

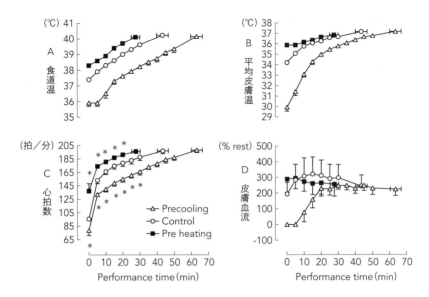

図11-2──異なる運動前体温と食道温、平均皮膚温、心拍数、皮膚血流の変化

（出所）Gonzdiez-Alonso, et al. (1999).

　暑熱環境で持久的運動能力が低下するという報告が数多くあります。例え
ば、環境温3°C、20°C、40°Cのそれぞれで70% $\dot{V}O_2$max の持久的運動を実
施させた研究では、疲労困憊に至るまでの運動継続時間は環境温40°Cで最
も短いという報告や、マラソンの完走率は環境温と強く相関するという報告
があります。図11-2は、トレーニングした人を被験者とし、運動前に高体温
または低体温の状態にしてから、暑熱環境で運動を継続不可能になるまで行
わせた研究の結果です（Gonzdiez-Alonso, et al. 1999: 1032–l039）。高体温でも低体温
でも運動継続不可能になったときの食道温は約40°Cでした。運動開始前の
食道温が低いほど運動が継続できる時間は長くなったのです。また、暑熱環
境では、運動時の過度な体温上昇によって脳血流が低下することや、主観的
作業強度が高くなることも報告されています。このような多くの関連した研
究によって、暑熱環境での運動で引き起こされる高体温、すなわち「核心温
40°C」はそれ自体が運動能力の制限因子となり、運動能力を低下させると考
えられています。一方、持久的ではない無酸素能力では、高温環境が不利益
にならないという報告もあります。しかし、だからと言って暑熱環境への対

策が必要ないということではなく、暑熱環境で繰り返される短時間運動など
は活動時間も長くなることから十分な注意が必要になるのです。

Ⅳ 水分補給

気温が皮膚表面より高い場合、熱放散は汗の蒸発に頼ることになります。
したがって水分補給の重要性が通常時より高くなります。しかし、発汗量は
場所、種目、強度、時間、環境温度により異なるため、発汗に関する知識を
十分に理解する必要があります。大量に発汗すると身体は脱水状態となり、
体温調節能や運動能力を低下させます。過度の脱水状態では体温調節に不調
をきたし、過度な高体温を誘発し、熱中症リスクを増強させます。これらの
予防のためには適切な水分摂取を実施することが不可欠です。

人体の水分量は、成人で約6割ともいわれており、一般に日常生活で1日
に必要な水分摂取量は飲水・食事などあわせて約2.5L／日であり、損失量も
尿・便や不感蒸泄などあわせて約2.5L／日で水分出納が一定に保たれていま
す。運動時は、発汗量の増加によって水分損失が増加するので、日常生活以
上に発汗量相当の水分を摂取しなければ脱水が生じます。汗は体液、とくに
血漿に依存しているため、発汗による脱水は血漿量を減少させ、発汗量が減
るだけでなく、循環動態にも影響を及ぼし、運動パフォーマンスも低下させ
ます。この不利益な影響を防ぐためには、脱水から回復させるため、または
脱水にならないために、発汗量に見合った水分摂取が重要となります。

男子大学生の野球練習で3月と7、8月に自由飲水でのスポーツ飲料の摂取
をさせた時の、発汗率、飲水率、体重減少率と環境温度（WBGT）との関係を
報告した研究があります（中井ほか 1994）。この研究では、発汗量を練習前後の
体重と飲水量から算出し、飲水量は飲水前後のボトル重量の差から求め、発
汗率と飲水率がそれぞれWBGTと有意な相関関係があり、WBGTの上昇に
伴いそれぞれ増加しています。しかし、体重減少率とは有意な関係が認めら
れなかったため、体重減少率が環境温度の変化と関係なかったことは、自由
飲水により体液損失が一定範囲内に保たれたことを示すものであると述べら
れています。これにより、十分に水分摂取を行いうる条件を設定していれば、
自由飲水でも、十分に水分摂取の基本的目標を達成できることが示唆されて

います。さらに、スポーツ活動時には、塩分を含んだ飲料を摂取することが効果的であることも述べられています。これは、大量発汗時に水のみを摂取すると体液の電解質濃度が低下し、電解質濃度を調節するための排泄によって、いわゆる自発的脱水（二次的脱水）となり、体液が十分に回復できないためです。

　種々のスポーツ種目（アメリカンフットボール、サッカー、野球、ハンドボール、フェンシング）で水分摂取率を調査した研究では、摂取率は35～92％の範囲であったことが報告され、水分摂取率は飲料の電解質濃度や温度だけでなく練習形態、容器の影響を受けることが示唆されました。スポーツ現場における適切な水分摂取の環境のためには、スポーツ活動に適した飲料の準備だけでなく、水分摂取の必要性について選手や監督・コーチの認識の程度も影響することが示唆されています（中井ほか 1995）。

　自由飲水における飲水行動は口渇感によることが考えられます。そこで自由飲水条件での飲水行動、口渇感、発汗量、直腸温を検討した報告を紹介します（寄本ほか 1995）。この研究では、口渇感は、体温上昇ならびに発汗量の増加による脱水の程度を反映していること、口渇感と飲水量に有意な相関関係が認められたこと、口渇感の上昇により飲水量が増加したことを報告しています。さらに、口渇感により飲水行動は起こるが、運動中は発汗量に見合った水分が摂取されず、口渇感による随意的飲水では脱水量相当を摂取することはできず、口渇感を水分摂取量の指標値とすることは不十分であることを述べています。ただし、スポーツ現場の自由飲水では、口渇感を覚えたときだけでなく、それ以前から水分を摂取することの必要性も啓発されているため、運動時の口渇感は脱水や体温上昇に関連する情報としての有用性も示唆されています。

　自由飲水条件で野球練習中の直腸温を観察した研究では、直腸温は時間経過とともに上昇するが、飲水により上昇が抑制されていることが報告されています。また、「スポーツ活動中の熱中症予防ガイドブック第5版」（公益財団法人日本スポーツ協会）では、自由に水分補給できる環境を整え、体重測定などで発汗量を把握し、水分補給をすること、摂取する飲料は飲みやすく胃にたまりにくい組成（食塩0.1～0.2％、糖分4～8％程度）と量で5～15°Cに冷やして用いることが推奨されています。

Ⅴ 身体冷却

　暑熱環境で運動能力を維持するためには、過度な体温上昇や脱水を防ぐことが重要となり、暑熱環境の度合いを把握することが必要です。暑熱環境の評価をする場合、汗の蒸発は湿度の影響を受けるなど、いくつかの理由から気温だけでは不十分となります。したがって、暑熱環境の評価にはWBGTの測定が推奨されています。このWBGTは「暑さ指数」ともいわれています。公益財団法人日本スポーツ協会は、「スポーツ活動中の熱中症予防ガイドブック第5版」のなかで熱中症予防運動指針においてWBGTの使用が望ましいとしています。体温調節は自律性と行動性に大別されます。暑熱環境において、自律性体温調節とは皮膚血流や発汗による体温調節のことであり、行動性体温調節とは、エアコンの設定温度調節や日陰に移動する、服装を調節するなど体温を調節するための随意的な行動のことをいいます。適切な行動性体温調節の実施のためにも正確に暑熱環境を把握することは重要です。

　「スポーツ活動中の熱中症予防ガイドブック第5版」では、熱中症の病型や救急処置などの詳細だけでなく、スポーツ活動中の身体冷却についても紹介されています。PDFファイルで無料ダウンロードができるので参照することをお勧めします。さらに、ハイパフォーマンススポーツセンター（HPSC）のホームページからも無料でPDFファイル「競技者のための暑熱対策ガイドブック【実践編】」が手に入るのであわせて是非とも参照してください。運動パフォーマンスは体温上昇に強く影響され、とくに暑熱環境でのスポーツ活動では、過度な体温上昇を防ぐことは熱中症リスクの低減だけでなく、持久系競技におけるパフォーマンスの維持や認知機能低下による判断ミスを防ぐことにつながります。したがって、暑熱環境でのスポーツ活動では、より高いパフォーマンスの維持や円滑な練習のために意図的に戦略的に身体冷却を実施する必要性が高まっています。

　身体冷却は、外部冷却と内部冷却に分けられます。外部冷却には、アイスバス（冷水浴）、アイスパック、クーリングベスト、送風、頭部冷却、頸部冷却、手掌冷却などがあり、身体を外側から冷却をする方法です。内部冷却は冷たい飲料などを摂取して内側から冷却することをいいます。身体冷却を実施するには、冷却方法、タイミング、冷却時間を状況に応じて調整しましょ

表11-1 —— 身体冷却方法とその特徴

冷却方法		冷却効果		実用性				簡便性	運動能力	備考
		核心	皮膚	運動前	運動中	休憩時	運動後			
外部冷却	アイスバス	◎	◎	○	—	△	◎	△	○	冷却直後のスプリント運動や筋発揮に負の影響あり
	アイスパック	△	◎	△	△	◎	◎	◎	△	冷却効果はアイスバスの1/10程度
	クーリングベスト	△	◎	◎	○	◎	◎	○	◎	運動中着用できるが、重量が気になる場合がある
	送風	△	○	△	—	○	○	○	△	霧吹き／水噴射との組み合わせ可能、屋外でも使用可能
	頭部・頸部冷却	△	◎	◎	◎	◎	○	○	◎	運動中使用できるが、核心までは冷えないので熱中症に注意
	手掌冷却	△	○	◎	◎	◎	◎	○	○	温熱感覚に好影響、様々なスポーツ競技で実施可能
内部冷却	水分補給	○	△	◎	◎	◎	◎	◎	○	脱水予防やエネルギー補給が可能
	アイススラリー	◎	△	◎	△	◎	○	○	◎	電解質／糖質補給と冷却効果を組み合わせることができる

(出所) 川原ほか (2019)。

う。一般的に、冷水浴は熱中症発生時の対処方法としてもゴールドスタンダードとされ、他の方法は緊急時の対応として推奨されません。また、プレクーリングが、その後の運動パフォーマンスを改善することや、運動後に上昇している体温を素早くもとの体温まで下げることが望ましいという報告や提言が数多くあります。したがって、万が一の冷水浴のために使わないかもしれないアイスバスを準備するという考え方ではなく、暑熱環境では大会だけでなく練習も含め、全スポーツ現場に準備されていることが望ましいのです。しかし、様々な理由により準備することが難しいことも多く、現実的なオススメとして、部分的な冷水浴として「手掌前腕冷却」があります（図11-3）。一般には、夏季において、例えば凍ったペットボトルなどを握っておくことは、浸漬ほどの効果は得られないとしても、有効である可能性があります。

　身体内部冷却のオススメとして、アイススラリーがあります。アイススラ

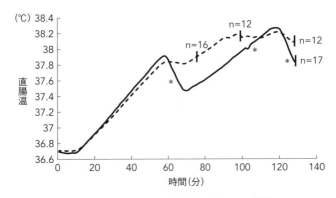

図11-3 —— 運動間の手掌冷却と直腸温の変化

(出所) Khomenok, et al. (2008).

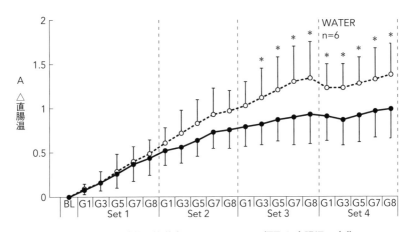

図11-4 —— 運動前・休憩中のアイススラリー摂取と直腸温の変化

(出所) Naito, et al. (2008).

リーとは微細な氷の粒を液体に混合した飲料です。氷が水に変化するために
は融解熱が必要なので、冷たい液体だけより冷却効果が大きくなります (図
11-4)。近年では、栄養補給もできるアイススラリーが市販されるようになり、
手に入れることが容易で手軽に持ち運ぶことも可能であることから、アス
リートのみならず、一般においても夏季の身体冷却法としてオススメです。
これらの比較的に手軽にできる手掌前腕冷却とアイススラリーを上手に組み
合わせることで、必要な冷却効果を得られることも期待できます。

近年、ますます暑くなっている日本の夏季スポーツ現場においては、選手だけでなくスタッフや観客など関係する人々に暑さ対策を実施する必要があり、その実践のためには、まずスポーツ現場の関係者が広く実践方法を知り、とくに指導に関わるスタッフはその根拠となる先行研究も理解して現場に活かしてください。

【参考文献】

- 井上芳光・近藤徳彦編集（2010）『体温II ─体温調節システムとその適応─』ナップ。
- 入来正躬（2003）『体温生理学テキスト─わかりやすい体温のおはなし─』文光堂。
- 川原貴・伊藤静夫・井上芳光・田中英登・中井誠一・長谷川博・松本孝朗・安松幹展（2019）「スポーツ活動中の熱中症予防ガイドブック（第5版）」公益財団法人日本スポーツ協会。
- 中井誠一（1995）「運動時脱水回復に及ぼす給水方法の影響」『デサントスポーツ科学』16、91–100。
- 中井誠一・芳田哲也・寄本明・岡本直輝・森本武利（1994）「運動時の発汗量と水分摂取量に及ぼす環境温度（WBGT）の影響」『体力科学』43（4）、283–289。
- 中村真理子・内藤貴司・星川雅子・中村大輔・林聡太郎（2020）「競技者のための暑熱対策ガイドブック【実践編】」独立行政法人日本スポーツ振興センターハイパフォーマンススポーツセンター・国立スポーツ科学センター（JISS）。
- 寄本明・中井誠一・芳田哲也・森本武利（1995）「屋外における暑熱下運動時の飲水行動と体温変動の関係」『体力科学』44（3）、357–364。
- Aschoff, J. (1956) "Wechselwirkungen zwischen Kern Schale im Wärmehaushalt," *Arch. physikal. Therapy*, 8, 113–133.
- Gonzdiez-Alonso, Jose, et al. (1999) "Influence of body temperature on the development of fatigue during prolonged exercise in the heat," *Journal of Applied Physiology*, 86, 1032–1039.
- Khomenok, et al. (2008) "Hand immersion in cold water alleviating physiological strain and increasing tolerance to uncompensable heat stress," *Eur J Appl Physiol*, 104, 303–309.
- Naito, et al. (2018) "Ice slurry ingestion during break times attenuates the increase of core temperature in a simulation of physical demand of match-play tennis in the heat," *Temperature*, 5(4), 371–379.

第12章

運動を測定し定量的に評価する

▌ 運動やスポーツの評価

　人間健康学の学問領域は多岐にわたっています。その中で、体育学やスポーツ科学といった分野についても学修することができます。体育学やスポーツ科学にも様々な領域があります。この章では、いくつかの分野（主にバイオメカニクス、運動生理学、トレーニング学やコーチング学など）にまたがる話題提供をしながら、運動を測定し、評価するといったことについて考えていきたいと思います。

　さて、体育やスポーツとのかかわりといえば、大学一年生の皆さんにとっては、たとえば幼稚園や保育園、小学校、中学校、高等学校といった教育機関で体験してきた体育が共通の体験として挙げられると思います。ここでは、いくつかのスポーツや運動に取り組んできました。

　そして、体育授業では皆さんの活動が評価され、成績が提示されてきたと思います。この際には、皆さんの取り組みや技能などの学習の状況について、教育学的観点からの「評価」が行われています。皆さんは成績表にて評価が確認できたと思います。ここで、評価を行うためには、「評価するための材料」が必要となるはずです。そうでなければ、そこで行われた評価が、本当に体育における学習活動の適切な評価となっているかが疑わしくなってしまいます。つまり、なんらかの基準によって評価することで、成績評価は妥当なものとして行われることになります。体育授業については、文部科学省が学習指導要領にて、「知識及び技能」「思考力、判断力、表現力」「学びに向かう力、人間性等」の育成を重視して、目標や内容を考慮するようにと指示しています。そのため、体育の授業ではそうした観点から複合的に評価されているはずです。保健体育科に関する詳細な学習は、専門の科目に譲るとして、

この例示からは、評価するには「評価するための材料」が必要となるということを理解してください。

　さて、評価するには材料が必要となることを述べましたが、「評価する材料」は、当然評価しようとして観察しなければ見つけることができません。先の例でいえば、教師は生徒を観察しながら評価するための材料を収集しています。体育授業の場合には、教育学的な観点からの観察によって評価に取り組むことになると思いますが、次節以降では体育授業の枠内で考えるのではなく、スポーツの評価と、評価のための測定について考えていきましょう。

Ⅱ 定量的に運動を捉え評価する

　スポーツや運動について評価する、あるいはスポーツや運動を測定するというと難しく感じるかもしれません。しかし、運動の出来の良し悪しを判断するための測定や、測定された数値から良し悪しを判断し評価するといった経験は、皆さんの身近にもあります。たとえば、小学校に入学してから、毎年春に体力測定を経験してきたと思います。体力測定では体力を測定することで、それぞれの生徒の体力の水準を評価することが可能となります。

　さて、体力測定にて行ってきた50m走では、運動の出来の良し悪しはどのように判断してきたでしょうか。ここではスタートからゴールまでの移動に要した時間を測定して、その時間の長短にて運動を評価しています。

　50m走にて評価しようとしているのは、短距離走の疾走能力となります。ここで、もしも仮に、50m走にてタイム測定を行っていなかったとしたら、どのように疾走能力を評価すればよいでしょうか。たとえば、走っているフォームを見て、速く走れそうな走り方だなと主観的に判断することで疾走能力の評価が可能かもしれません。しかし、タイム測定をすることですっきりと、分かりやすく、速く走れたかどうかを判断することが可能となります。

　このようにものごとを数値や数量に着目して捉えることを定量的と呼びます（逆に、たとえば疾走を主観に評価するといった捉え方を定性的と呼びます）。定量的に捉えることで、先の例にあるように誰もが簡単に評価することを可能とします。たとえば50mのタイムとして6.5秒と7.0秒という数値を見れば、誰でも6.5秒の方が速いと判断できます。6.5秒で走っている人と7.0秒で走って

いる人を見た時に、どちらが速く走っているかは見た目でも判断がつくかもしれませんので、定性的にも疾走能力を評価可能かもしれません。しかし、6.5秒と6.6秒、あるいは6.50秒と6.55秒といったような微細な差となったときに、定性的な評価では細かく評価することが難しくなるのではないでしょうか（熟練した指導者なら可能かもしれませんが）。定量的に測定したタイムを基に判断すると細かく評価することが誰にとっても容易となります。

■ 定量的な測定からスポーツを分析する

　50m走のタイム測定の場合には、測定されたタイム自体が50m走の成績そのものとなっています。50m走は数秒という短時間でできるだけ速く走るという疾走能力をタイム測定によって評価できる運動として捉えることが可能です。

　さて、50m走にて測定される疾走能力を高めるにはどうすればいいでしょうか。もちろん、一生懸命練習を繰り返すことで脚が速くなりますが、その際の練習のポイントはどのように設定すればいいでしょうか。このことを考えるために、50m走に関する定量的な分析を紹介しましょう。

　定量的な分析によって、50m走のタイム（パフォーマンス）と関係が強い項目（パラメータ）について研究されています。藤村ら[1]は小学校5年生および6年生の男子児童を対象として、50m走疾走中に児童が走っている速度（疾走速度）をスタートからゴールまで経時的に測定しました（なお、この際には疾走する児童の後方から背中に赤外線レーザーを当てて跳ね返ってくるまでの時間を測定することで計算しています。高等学校までの理科にて音波を例にドップラー効果について学んできたと思います。たとえば、サイレンが鳴っている救急車が通過する前と後で音の高さが変化するのは、音の波の届く時間が変化するためです。経時的な疾走速度はこのドップラー効果の原理を利用して赤外線が跳ね返ってくるのにかかる時間を利用して計算されています）。その結果、50m走疾走中により高い疾走速度にて走ることができた児童のタイムが速いことを報告しています。練習のポイントとして、「一生懸命練習する」というだけではなく、こうした知見を基に考えることで、短距離走の練習として、その児童が出し得る「最大の疾走速度を向上させるような方策」が練習のポイントとなると考えることができるでしょう。

他の例として、スポーツのパフォーマンスに体力特性が及ぼす影響についての例を紹介しましょう。生理学や運動生理学などの分野で学ぶことになると思いますが、私たちの身体は運動を行う際の運動時間によって異なったエネルギー源を主に使うようにできています。そのため、比較的短時間の運動のパフォーマンスに関係する無酸素性能力と、長時間の運動のパフォーマンスに関係する有酸素性能力に、体力を分けて考えるといったことが行われています。ここでは、そうした体力特性がスポーツのパフォーマンスを変化させる例について紹介します。

　村冨ら[2]は、陸上競技の400mハードル走のレースにて、選手の体力の特徴がレースのペース配分に影響することを報告しています。この種目では数十秒程度の運動でレースすることになり、比較的短時間の運動のパフォーマンスに関係する無酸素性能力と、長時間の運動のパフォーマンスに関係する有酸素性能力の両方が求められます。選手によって得意な運動能力に差があるので、選手の体力特性に応じたレース戦略もレースの成否を決める鍵となります。つまり、ここでは、瞬発的な運動との関係が強い無酸素性能力と長時間の運動との関係が強い有酸素性能力のどちらが高いかによって、レースにて有効なペース配分に差があることを報告しています。レースのペース配分とは、レースの前半に高い速度を出していく前半型のレースをするか、あるいはレースの後半に速度を維持するように後半型のレース配分を行うかということです。まず、前提として、前記したように短時間で大きな力を出す、無酸素性能力も、長時間の運動にて継続的に力を発揮する有酸素性能力も400mハードル走のタイムと関係がありました（図12-1）。図12-1は左側が無酸素性能力と400mハードル走のタイム、右側が有酸素性能力と400mハードル走のタイムとの関係を示しています。双方ともにX軸にある無酸素性（／有酸素性）能力が高まるほど、Y軸の400mハードル走のタイムが短くなる（速くなっている）ことを示しています。なお、加えてこの時には、無酸素性能力はレースの前半の大きな速度を出す区間の疾走速度と関係が認められ、有酸素性能力はレースの中盤や終盤の疾走速度との関係が認められました。

　そのため、同じ記録で、無酸素性能力が高い選手と有酸素性能力が高い選手のレースのパターンを比較すると、前半型と後半型の特徴を示しました（図12-2）。図12-2は、400mハードル走のスタート地点から、1台目から10台

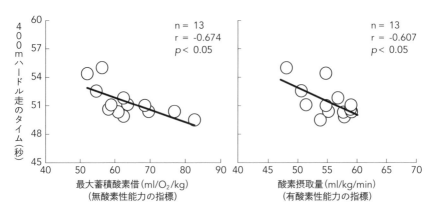

図12-1 —— 400mハードル走の記録と無酸素性および有酸素性能力の関係（村冨ら[2]より作図）

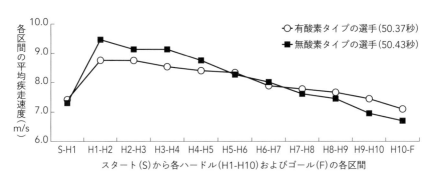

図12-2 —— 同程度の記録を持つ2名のレースパターンの比較（村冨ら[2]より作図）

目までの各ハードルおよび、10台目からゴール地点までのそれぞれの区間での疾走速度の推移について、2名の選手の事例を紹介しています。グラフに示されるように、無酸素性能力が高い選手の方がレース前半から高い疾走速度で走る前半型のレースパターンにて走っており、有酸素性能力が高い選手の方が、レースの後半になったときの疾走速度の低下が小さい後半型のレースパターンとなっていることが分かります。

　このように目に見えない体力の特徴を定量的に捉えることによって、スポーツの場面にて有効となる戦術が異なってくることが認識できるようになっています。なお、有酸素性能力や無酸素性能力は生理学的な体力測定に

よって測定、推定することが可能となっており、簡易な測定から、測定機器を使った精緻な測定まで様々な方法があります。たとえば、体力測定にて行ってきたシャトルランは有酸素性能力を簡易な方法にてフィールドで測定しようとした例です。また、精緻な測定によって有酸素性能力を測定するには実験室にて呼気ガス分析を行うといった方法があります。これ以上の解説については紙幅の都合で割愛しますが、体力を測定することで、スポーツのパフォーマンスとの関係を捉えて、より有効なトレーニングや戦術の理解につながるのではないでしょうか。ぜひ、こうした領域を学ぶモチベーションの一つとして欲しいと思います。

Ⅳ 定量的な分析から種目特性を捉えて実践する

　前節では児童による50ｍ走のタイムには最大疾走速度が重要となること、400ｍハードル走では有酸素性能力と無酸素性能力の両方が重要となることに触れました。このように、定量的な分析を行う研究分野では、あるスポーツのパフォーマンスに影響する要因について考えたものが多数あります。ここでは、さらに、定量的な分析によってその種目の特性について考え、また、そうした特性を基にしたスポーツ実践を行った例について紹介します。

　ここで例として用いたい運動は走り幅跳びです。皆さんの中にも一度は経験したことがある人も多いのではないでしょうか。さて、最初に走り幅跳びの記録に対して最も影響を与える要因は何かを考えてみましょう。

　ここで、走り幅跳びを、助走で獲得したスピードを踏切にて上向きに方向転換して身体を投射する運動と考えてみましょう（図12-3）。図12-3は走り幅跳びにて踏み切っている瞬間の動作をスティック・ピクチャーで表しています。おへそのあたりにある黒丸は身体重心を表しています。バイオメカニクスの領域では、身体重心が移動する速度を算出して、運動する人の移動速度を分析するということがよく行われています。ここでは、踏切前に助走によって得た水平速度（助走スピード）が、踏切にて斜め上に方向が変わっている様子が示されています。踏切終了時点にて、上方向の鉛直速度が大きければ、より長い滞空時間を確保でき、前方向の水平速度が大きければ浮いている時間に前に進む距離が大きくなります。単純に考えると、助走で獲得したス

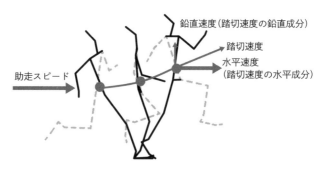

図12-3 ── 走り幅跳びの踏切動作のスティック・ピクチャーと
助走スピードおよび踏切速度の模式図

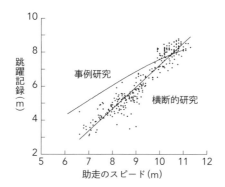

図12-4 ── 助走のスピードと走り幅跳びの記録の関係
（Bridgett and Linthorne[3] より作図）

ピードが速ければ、踏切後の水平速度も大きくなりますから、跳躍距離が増
加します。また、踏切後の鉛直速度が大きくなれば長く空中に浮いているの
で、その間に前に進んでいくことが可能となります（実際には踏切でブレーキが
かかっていますし、着地姿勢なども記録に影響します）。

　さて、定量的な分析からはどのような知見が得られているでしょうか。多
くの研究にて、走り幅跳びの記録には助走のスピードが大きな影響を与える
ことが示されています（図12-4）。皆さんも遠くに跳ぼうとした時には助走に
て勢いをつけて踏み切ろうとするのではないでしょうか。

　図12-4から、助走のスピードが大きくなるほど走り幅跳びの記録は増加し
ていく様子が分かります。それに加えて、図には様々な人が走り幅跳びを

行った際の分析結果（横断的研究、in Hay 1993[4]）と、1人の走り幅跳び選手が様々な助走のスピードにて走り幅跳びを行った場合の分析結果（事例研究）が比較されています。いずれの場合でも、助走のスピードが走り幅跳びにて重要な要因となることには疑念の余地がありません。事例研究の場合、1人の選手が短い助走での走り幅跳びから助走を伸ばしていって、助走のスピードを高めていった場合の記録が報告されています。なお、実際に走り幅跳びを行うのはそれぞれの個人であることを考えると、様々な対象者によって達成された助走スピードと記録の関係といった個人間の比較だけではなく、ある個人が助走のスピードを増加させていった時のパフォーマンスといった個人内の分析も重要となります。特に、助走の長さを伸ばしていったときの個人内の走り幅跳びのパフォーマンスを考えることは、長い助走を有効に利用できる（速い助走にて上手に踏み切れる）かを検討するのに重要となります。そうした観点から木野村ら[5]は複数の選手に、短い助走から長い助走の走り幅跳びを行わせ、助走を伸ばしたときに記録を上手に増加させていくための動作のポイントを分析しました。彼らは助走を伸ばして、高い助走速度を伴った際に、踏切時に、できるだけ少ない水平方向の速度の減速にて大きな上方向の鉛直速度を獲得するという、力強い踏切を行うことが長い助走を活用するために重要となることを報告しています。このように、走り幅跳びの記録には助走のスピードが重要であるが、より速い助走を有効に活用して跳ぶには踏切が重要となるといったことが説明できます。

　また、Kinomura, et al.[6]は助走の長さを変化させた走り幅跳びについて、陸上競技や跳躍種目に関する特別なトレーニングを積んでいない大学生を用いた分析を行っています。もちろん、走り幅跳びの選手と比べて助走のスピードは遅く、記録も低いものとなっていますが、大学生の中には跳躍選手と違って、助走を長くした時に記録をほとんど伸ばせない人たちが存在しました。こうした学生の場合には、助走を伸ばしたときに助走のスピードは増加していたものの、長い助走では踏切時の鉛直速度が低下してしまうことが示されました。このことは、走り幅跳びではより助走のスピードを高めた方が遠くに跳べるものの、踏切にて力強く踏み切れない場合には、助走のスピードを高めたことによるメリットが小さくなるといったことが起こることを示しています。特に未習熟な人たちでは助走を伸ばして、スピードに乗って跳

んだとしても記録の増加が小さくなることがあり、踏切の力強さが課題となっています。

　このように、走り幅跳びでは種目特性として助走のスピードが最も重要となり、また、力強い踏切も重要となることが分かりました。こうした関係から、助走のスピードを高めて記録を伸ばそうという実践（熊野ら[7]）や踏切の学習によって記録を伸ばそうという実践（西村ら[8]）が報告されています。いずれの場合にも、定量的な分析を通じて、スポーツのパフォーマンス向上に重要となる観点がどのようなものかを考察し、実践に応用しようとしています。

　もちろん、スポーツには定量的な分析による情報だけではなく、定性的な情報も重要な示唆を提供することが多々あると思います。ただ、定量的な分析も活用しながらトレーニングを考えていくことで、行った／行おうとする実践についての指導上の根拠を明確にして、指導の説明責任を果たすことが可能となるのではないでしょうか。たとえば、踏切の学習によって記録を伸ばそうという実践[8]では、走り幅跳びの授業を通じて、助走のスピードではなく、踏切時の鉛直速度を増加させることで記録の向上を狙うという意図で授業を行っています。その結果として、無事に記録が向上したのですが、その際には助走のスピードには変化がなく、踏切時の鉛直速度が増加したことが報告されています。つまり、単に記録が増加して成功したというだけではなく、狙った通り、踏切を力強くすることによる記録の増加という技能の向上を果たしました。こうした定量的な分析によってスポーツ指導について、その過程の検証を行い、より有効なトレーニングやスポーツ実践への知見を蓄積していくことが可能となります。なお、今後のスポーツ指導に際しては、指導の根拠に関する説明責任を果たすことはこれまで以上に求められることになります。そうした状況において、定量的な分析を行い、運動を測定して評価するといったことの価値はますます高まっていくことになると考えられます。

Ⅴ　最後に

　さて、本章では運動を定量的に測定して評価することについてのいくつかのトピックを紹介しました。人間健康学領域の中でも、定量的にスポーツや

運動を捉える学問として、本章で紹介したバイオメカニクスや運動生理学といった分野があります（もちろん、他にも多くの領域があります）。こうした分野では、定量的に運動を捉え、運動を測定する方法や、測定を基に運動を評価する方法や、そうした測定と評価を繰り返すことで得られた、運動に取り組む際に重要となる視点や知見について触れることができることでしょう。こうした分野を学び、定量的に考えることで、明確な指針や基準を設定しやすくなる、実践についての検証がしやすくなるなどの利点があります。皆さんにもぜひ、こうした領域にも関心を持ってほしいです。そして、定量的な分析を解釈することができるようになり、実践に活用できるようになってほしいと思います。

謝辞
　本章執筆にあたり、埼玉県立草加西高等学校の斎藤貴浩先生、多数の学生から貴重なご意見をいただきました。特に、初学者にも読みやすくなるような配慮への示唆をいくつもいただきました。厚くお礼申し上げます。

【参考文献】
（1）藤村美歌・篠原康男・前田正登（2014）「小学校高学年の児童における疾走速度推移に関する研究」『日本陸上競技学会誌 *Japan journal of studies in athletics*』12（1）、21–32。
（2）村冨浩太朗・太田和希・小嶺肇之・谷川聡・山崎一彦・前村公彦（2022）「男子400mハードル選手における体力特性とレースパターンとの関係」『体育学研究』67、715–729。
（3）Bridgett, L. A. and N. P. Linthorne (2006) "Changes in Long Jump Take-off Technique with Increasingrun-up Speed," *Journal of sports sciences*, 24(8), 889–897.
（4）Hay, J. G. (1993) "Citius, Altius, Longius (Faster, Higher, Longer): The Biomechanics of Jumping for Distance," *Journal of biomechanics*, 26, 7–21.
（5）木野村嘉則・村木征人・図子浩二（2012）「走幅跳における助走歩数を増やして踏切るための踏切動作─短助走跳躍から長助走跳躍に至る踏切動作等の変化率に着目して─」『体育学研究』57（1）、71–82。
（6）Kinomura, Y., N. Fujibayashi, and K. Zushi (2013) "Characteristics of the Long Jump Take-off as the Novice Increases the Number of Steps in the Approach Run," *Procedia Engineering*, 60, 313–318.
（7）熊野陽人・大沼勇人・平野裕一（2015）「走幅跳における助走速度増大の教示が助走および跳躍距離に与える影響」『トレーニング科学』26（4）、221–231。
（8）西村三郎・木野村嘉則・小林育斗・松崎鈴・松下翔一・池田延行（2017）「小学校高学年児童を対象とした走り幅跳びの体育授業における学習成果の検討─より大きな鉛直速度を獲得できる踏切は学習可能か?─」『体育学研究』62（2）、647–663。

第13章

ストレングス&
コンディショニングという学問

■ スポーツトレーナーとは?

　スポーツが好きな人や行ったことのある人であれば「スポーツトレーナー」という職業を一度は聞いたがあるかと思います。そして、アスリートやクライアント、初学者に対してスポーツトレーナーはどんなことを行う人かと聞くと、「トレーニングを教える人」、「テーピングやマッサージをする人」、「リハビリテーションをする人」「コンディションを整える人」など、様々な答えが返ってきます。また、多くの人は、前述したこと全てを行えるのがスポーツトレーナーだと思っていることが多いようです。しかし、スポーツトレーナーにも専門分野があり、受けてきた教育内容、保有資格、どのような経験を積んだのかで決まります。

　ひと昔前までは、スポーツトレーナーという職業はメジャーではなかったため、トレーニングから治療まで行える「何でも屋」が重宝されていました。そのため、本来の専門分野があいまいの状態で、スポーツトレーナーは何でも行える人だというイメージを持たれるようになったと考えられます。しかし、現在は、日本でもいわゆるスポーツトレーナーが職業として認知され、まだまだ低賃金の人が大半ですが収入を得られるようになりました。また、SNSの影響もあってか各専門分野で人材のオーバーフローが起きています。そのため、各専門分野で人材数の溢れている現在では、ひと昔までの「何でも屋」よりも「しっかり自分の専門分野を持っていて、それを突き詰められている人」が重宝されるようになってきました。

　次の節では、どのような専門分野があるのかを解説します。

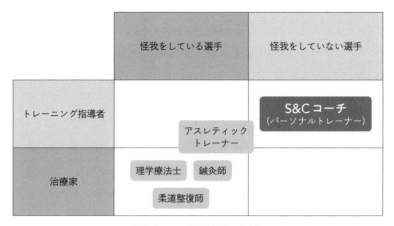

図13-1 —— 専門分野の領域

▣ 専門分野について

　スポーツトレーナーという言葉は、職業名の総称になります。イメージとしては、医師や学校の先生がわかりやすいかと思います。例として、医師と言っても整形外科医や内科医、また眼科医など様々な専門医が存在します。スポーツトレーナーもそれと同じで、ストレングス＆コンディショニング（S&C）コーチおよびパーソナルトレーナー、アスレティックトレーナー（AT）、理学療法士（PT）、柔道整復師など様々な専門職が存在します。

　そして、皆さんが心身の不調により医師や病院を使い分けるように、これらの専門職の違いを知り使い分ける必要があります。この違いを知らずにトレーニング指導などを依頼すると、時間とお金を無駄にして目標も達成できない可能性が高くなります。また、専門職側としてはその違いを知らずトレーニング指導などを行うことで、相手の時間やお金を奪い、最悪の場合でクライアントの人生を壊すこともあります。そのため、どのような専門分野があるのか、各専門分野に求められる役割について解説をします（図13-1）。

(1) S&Cコーチおよびパーソナルトレーナー[1][2]
- 対象者：アスリートや一般人、または医師の許可を得ている既往歴のある人
- 求められる役割：ハイパフォーマンスの発揮、傷害リスクの低減、クオリ

ティオブライフ（QOL）の向上
- 資格：CSCS、NSCA-CPT（第Ⅴ節参照）など

(2) AT[3]
- 対象者：競技復帰を目指すアスリート
- 求められる役割：スポーツ現場の応急処置、一般リハビリテーション終了してから競技復帰を目指すアスリートのアスレティックリハビリテーション
- 資格：日本スポーツ協会AT、BOC-ATC

(3) PT[4]
- 対象者：医学的な問題で日常生活に支障がある人
- 求められる役割：医師の指示のもとで、日常生活を問題なく過ごせるようにするための一般リハビリテーション
- 資格：理学療法士免許

(4) 柔道整復師[5]
- 対象者：捻挫や脱臼などの急性期傷害を負った人
- 求められる役割：捻挫や脱臼などの急性期傷害に対する施術
- 資格：柔道整復師免許

Ⅲ S&Cとは?

　この項では、前述した中のS&Cについて解説をしていきます。まずは、S&Cというコンセプトについてです。コンディションの中には、筋力、パワー、柔軟性や持久力、敏捷性など様々な体力要素があります。それらの体力要素の中でも、筋力（ストレングス）は他の体力要素の基礎となるものであるとされており、その重要性を強調するためS&Cという名称となりました[6]。そのため、S&Cコーチおよびパーソナルトレーナーは筋力を中心に、様々なトレーニング手段を用いて必要な体力要素を向上させ、ハイパフォーマンスの発揮、傷害リスクの低減、QOLの向上といった目標を達成します。

Ⅳ 現代のS&Cコーチおよび
パーソナルトレーナーに求められるもの

　S&Cコーチとパーソナルトレーナーの主な仕事は、筋力を中心に様々なトレーニング手段を用いて必要な体力要素を向上させ、ハイパフォーマンスの発揮、傷害リスクの低減、QOLの向上といった目標を達成することでした。そのため、いわゆる筋トレ好きな人がなる職業といったイメージがあるかもしれません。しかし、近年のS&Cコーチやパーソナルトレーナーは、ただトレーニングが好きというだけでは仕事になりません。

　現在、私たちS&Cコーチおよびパーソナルトレーナーに求められていることはトレーニングの技術はもちろんですが、それと同等に求められているのが論文などの科学的根拠を基にしたトレーニング指導です。これを、Evidence-Based Practice（EBP）といいます[7]。医学分野で言われているEvidence-Based Medicineという言葉が基になっており、医学分野に近く人体に関わる学問であるS&Cにもそれが求められています。そのため、S&Cコーチおよびパーソナルトレーナーはトレーニング指導現場の経験に加えて論文などから科学的知見を獲得する必要があります。

　Turnerらは[8]、S&Cを用いて目標を達成するための必須な基本的な科学的知識はデータ分析、バイオメカニクス、運動生理学、心理学、栄養学であると示しています。これらの基本的な科学的知識を応用して、トレーニング、日々のコンディションのモニタリング、測定および分析評価、リカバリーなどを行う必要があります。そして、前述した科学的知識はあくまで主に使うものであり、他にも解剖学やスポーツ医学、統計学などについても知る必要があります。それらの科学的知識を基に論文などを活用してEBPを実行し、選手やクライアントの目標を達成する。それが、近年求められているS&Cコーチおよびパーソナルトレーナーの姿になります。

　では、なぜ、ここまでEBPが重要だと言われるようになったのでしょうか。1分1秒、1cmを競うアスリートを最高のコンディションで試合に送り出すためということは容易に思いつくでしょう。そのために、世界各国のS&C研究者が、アスリートがより安全で効果的なトレーニングを積めるように研究を行っています。他にも、国立スポーツ科学センター（JISS）やオーストラリア

の国立スポーツセンター（AIS）など、国もアスリートを支援するための研究や指導の体制を整えています。そのため、EBPというのはアスリートに対するトレーニング指導にだけ必要なものに感じる人も多いかもしれません。しかし、健康増進を目的としたトレーニングにおいてもEBPは重要であると言われています。これは、近年、トレーニング業界で働く人のモラルやマナーが大きく影響していると考えられます。

2022年に国民生活センターからパーソナルトレーニングに関する注意喚起のアナウンスがありました[9]。これは、健康増進を目的としたパーソナルトレーニングの需要が高まる一方で、トレーニングによる事故件数も増えているというものでした。例として、神経や脊髄、筋や腱の損傷などが報告されています。SNSの普及により誰でもトレーニングに関する情報を手に入れることができるようになりました。また、パーソナルトレーニングジムの開業は比較的初期投資が安く、また無資格で誰でもパーソナルトレーナーになることができて、しかも1時間の客単価が高く儲かるという理由で多くの店舗が乱立しています。そのため、職業として認知された半面、教育が行き届いていないことが問題視されるようになりました。そのため、資格の取得はもちろんですが、その後の継続教育活動も重要です。

Ⅴ 継続教育活動について

前項で、EBPの必要性とS&Cコーチおよびパーソナルトレーナーが直面している問題点について解説をしました。この項では、責任を持って活動できるようになるためのS&Cコーチおよびパーソナルトレーナーの継続教育活動について解説をしていきます。

まず、しっかりとした専門知識を持ったS&Cコーチおよびパーソナルトレーナーになるためにはどうしたらいいかと考えた時に思いつくことは資格の取得だと思います。S&Cコーチおよびパーソナルトレーナーの資格は様々な団体から発行されていますが、ここでは全米ストレングス＆コンディショニング協会（NSCA: National Strength and Conditioning Association）という団体について解説をしていきます。

NSCAは、アメリカ・コロラドスプリングスに本部を置くS&C専門の教育

団体で、世界中のS&Cコーチやパーソナルトレーナー、研究者などが会員として登録をしています[10]。NSCAから発行されている資格は5つありますが（2022年9月現在）、日本で受験できるのは日本支部であるNSCAジャパンが試験を実施しているCSCS（認定ストレングス＆コンディショニングスペシャリスト）とNSCA-CPT（NSCA認定パーソナルトレーナー）といった2つの資格になります。この2つの資格は、世界また日本のS&Cコーチやパーソナルトレーナーなど多くの人が取得しています。アメリカの民間の資格でありながら、日本では国のスポーツ科学機関であるJISSのトレーニング指導員として働くために必要な資格の1つになっています。

　NSCAは様々な活動を行っていますが、その1つにS&Cに関する継続教育活動があります。これは、資格を取得した後でも知識や技術のアップデートを図ることを目的に、継続教育活動単位（CEUs: Continuing Education Units）が認定されたセミナーや活動を通して3年間で6.0ポイントを取得しないと資格の継続更新ができないようになっています（他にも条件があります）。

　このように、最低限の継続教育は準備されています。しかし、実際のところ、とても速いスピードでアップデートされていく情報に追いつくためにはこれだけでは不十分です。しかも、S&Cというコンセプトの発祥やNSCA本部はアメリカであり、世界中に会員がいるということから英語での情報発信が主流です。

　例えば、Google Scholarという論文専用検索サイトで有名なトレーニング種目であるバックスクワット（Back squat）を日本語と英語で検索してみます。そうすると、日本語では約466件の関連する論文などが出てきました。それに対して、英語による検索では約71,600件と日本語の約154倍の論文などの科学的知見が出てきました。同じトレーニング種目でも言語が異なるだけでこれだけ情報量が変わります。そのため、英語を読めるかどうかで物事に対する理解や認識の深さに大きな差が出る可能性があることは容易にわかるでしょう。そのため、S&Cコーチおよびパーソナルトレーナーを目指す人は、英語で論文などを読むための最低限の英語能力が必要になります。

Ⅵ これからのS&Cコーチおよび パーソナルトレーナーに求められる能力

　今までのS&Cコーチおよびパーソナルトレーナーは、実際にトレーニング指導を行うことがメインの活動で、これは今後も変わらないと考えられます。しかし、前述した通り、科学を知り活用できる能力はS&Cコーチおよびパーソナルトレーナーにおいて避けられないものになりました。これに加えて、S&Cコーチおよびパーソナルトレーナーが求められる能力として、実際のトレーニング指導現場のデータを科学的手法に則り論文として発表していくことが挙げられます。なぜなら、研究と実際のトレーニング指導現場には乖離があるからです。

　例えば、高負荷のコンディション活動を行った後に特定の動作のパフォーマンスが改善するという活動後増強（PAP: Postactivation Potentiation）というメカニズムがあります。Esformesらは[11]、高負荷（最大挙上重量の93%）でのバックスクワットを実施してから5分後の反動をつけた垂直跳び（CMJ: カウンタームーブメントジャンプ）の跳躍高が有意に向上して、その効果は大きかったと報告しました。この結果だけをみれば、効果的なトレーニング方法であると考えられます。しかし、この研究の方法や結果を現場目線で考えてみましょう。今回、CMJを向上させるために行われたコンディション活動は高負荷でのバックスクワットでした。果たして、試合会場や練習場に高負荷のバックスクワットを安全に実施するための機器はあるでしょうか。そして、高負荷のバックスクワットを行う時間および5分後に競技を行うようなスポーツ現場が実際にあるのか、その安全性はどうなのかなどを考えると現実世界で応用できる幅は狭くなります。これが、研究と実際のトレーニング指導現場の乖離です。

　研究の目的は真理を明らかにすることで、それを明らかにするために条件や環境を最善の方法に整えて行われます。それに対して、実際のトレーニング指導現場の目的はアスリートやクライアントの目標を達成することであり、そこには練習内容などの研究とは異なり整えることのできない要因が入ってきます。その他にも競技や性別の違いなど、現実世界には統制できない要因が多々あります。そのため、実際のトレーニング指導現場では、研究で得ら

れた結果通りにならないことがあります。そこで求められるのが、実際のトレーニング現場での問題を解決することを目的とした実践的研究です。問題を把握しているのは実際のトレーニング指導現場にいるS&Cコーチおよびパーソナルトレーナーであり、研究能力を備えることができればトレーニング指導をより一層良いものにすることができます。そのため、トレーニング指導能力と研究能力のどちらも兼ね備えた人材が求められます。NSCAのポジションステイトメントは、"Bridging the gap between science and application：研究と現場の橋渡し役として"です。そのため、今後、この2つの能力はさらに強く求められるようになると考えられます。

Ⅶ まとめ

　S&Cコーチおよびパーソナルトレーナーを目指すにあたり、トレーニング技術をはじめ、バイオメカニクスや運動生理学などの基礎的な科学的知識を身に付けること、論文などを読み解くため科学を知ること、英語論文から情報を得るための英語能力を身に付けること、またデータを論文などにして発信できる能力が必要になるなどを挙げてきました。この他にも莫大なデータを分析するためパソコンを扱う能力なども求められてきます。科学やテクノロジーが進化したため、昔とは異なりただ身体を動かすのが好きなだけでは務まる仕事ではなくなりました。S&Cは学問です。そのため、多くのことを学び、またアップデートをしていく必要があります。全ては選手やクライアントのため。そのことを念頭に、覚悟を決めて永続的に学び、そして実践して研鑽を積んでいってください。

【注】

（1）Gardner, P. J. (2017) "Roles of athletic trainers and strength and conditioning coaches," *NSCA coach,* 2017, vol.4, no.2, pp.40–41.

（2）Kompf, J. (2014) "The scope of practice for personal trainers," *Personal training quarterly,* vol.1, no.4, pp.4–8.

（3）広瀬統一・泉重樹・上松大輔・笠原政志編集（2019）『アスレティックトレーニング学』文光堂、pp.2–19。

（4）公益社団法人日本理学療法士協会　https://www.japanpt.or.jp/（2022年9月23日閲覧）。

（5）公益社団法人日本柔道整復師会　https://www.shadan-nissei.or.jp/judo-therapist/（2022年

9月23日閲覧)。

(6) 特定非営利活動法人NSCAジャパン　https://www.nsca-japan.or.jp/（2022年9月23日閲覧)。

(7) 平山邦明編（2021)『アスレティックパフォーマンス向上のためのトレーニングとリカバリーの科学的基礎』文光堂、pp.2–9。

(8) Turner, A. and P. Comfort (2022) *Advanced strength and conditioning an evidence-based approach second edition,* Routledge, pp.3–10.

(9) 独立行政法人国民生活センター（2022)「『パーソナル筋力トレーニング』でのけがや体調不良に注意! ―コロナ禍でより高まる健康志向や運動不足解消の意外な落とし穴⁉ ―」　https://www.kokusen.go.jp/news/data/n-20220421_1.html（2022年9月23日閲覧)。

(10) National strength and conditioning association https://www.nsca.com/（2022年9月23日閲覧).

(11) Esformes, J. I. and T. M. Bampouras (2013) "Effect of back squat depth on lower-body postactivation potentiation," *J Strength Cond Res,* vol.27. no.11, pp.2997–3000.

第3部

心理と教育

第14章

心と体の健康を支える「学習」

I はじめに─学習することで、心と体をより健康に、人生をより豊かに─

　心理学では「経験によって生じる比較的永続的な行動や知識、態度、考え方等の変化」を学習と呼んでいます。デキャスパーとファイファー[1]は、生後1日の新生児が、男性より女性の声に、また女性でも他の女性より自分の母親の声に選択的に反応するという研究報告をしています。この報告から、胎児期に胎内で母親の声を聴いており、その声を出生後も記憶していることが示され、胎児期から学習していることがわかります。人は日常生活の中で絶えず学習をしており、どのようにして学習されるのか、学習のメカニズムを知ることは人間理解のうえで重要です。また学習したことは次の学びへつなげ、自らの効果的な学習への応用や、学習を支援するうえでの指導に応用することで、心と体の健康にも活かすことが可能です。心と体の健康のために望ましい行動や知識、考え方等を学習して、健康でいきいきとした生活を送りたいと思います。まず、どのようにして学習されるのか、学習の成立過程、学習のメカニズムを考えてみましょう。連合理論、認知理論、社会的学習理論を紹介します。

II どのようにして学習されるの?─学習の成立過程─

❶ 経験をとおして─連合理論─

　連合理論は、このような方法ではうまくいかなかったから改善しよう、あるいは繰り返し経験してできるようになったというような、経験をとおして学習が成立するという考え方です。つまり外界の刺激と人や動物の反応との結びつきが生じることで学習が成立するという学説です。この代表的な学説

に、古典的条件づけ、オペラント条件づけ、試行錯誤説があります。

(1) 古典的条件づけ (レスポンデント条件づけ、条件反射説)

　イヌは餌 (肉片) を与えられると唾液を分泌します。パブロフ (Pavlov, I. P.: 1849–1936) は、唾液の分泌量が計測できる装置を使用して、イヌに餌 (肉片) を与える際に同時にメトロノーム (もしくはベル) の音を提示しました[2]。餌 (肉片) を与えられたイヌは唾液を分泌しますが、これは生理的な反応で無条件反応と呼ばれます。イヌに餌 (肉片) を与えるたびにメトロノームの音を繰り返し提示していると、餌 (肉片) を与えなくてもメトロノームの音を聞いただけで、イヌは唾液を分泌するようになります。このことは、メトロノームの音に対して唾液の分泌が生じるという新しい刺激と反応の結びつき (連合) が成立したためであると考えられます。生理的な反応 (無条件反応) を引き起こす無条件刺激と、無条件反応を引き起こさない中性刺激を同時に提示される経験を繰り返すと、中性刺激に対しても無条件反応と同様の反応が生じるようになります。中性刺激に対して、無条件反応と同様の反応が生じるようになったら、中性刺激を条件刺激、それに対する反応を条件反応と呼びます。

　飲酒や喫煙、薬物、過食などをやめ健康的な生活に改善するために、望ましくない行動に不快な臭いなどを同時に提示 (対提示) することで不快な反応を生じさせる嫌悪療法がありますが、これは古典的条件づけの原理を応用したものです。

(2) オペラント条件づけ (道具的条件づけ)

　試行錯誤説を唱えたソーンダイク (Thorndike, E. L.: 1874–1949) らの研究をもとに、スキナー (Skinner, B. F.: 1904–1990) によって体系化されたのがオペラント条件づけです。スキナーは、図14-1のようなレバーを押すと餌が出てくる装置のスキナー箱を考案しました[3]。このスキナー箱は、箱の中に空腹のネズミを入れ、ネズミが動き回っているうちに偶然レバーに触れてレバーを押すと餌が出る仕組みになっています。この手続きを繰り返していると、ネズミは自発的にレバーを押し、そのレバー押し反応の頻度が増大することが示されました。この場合、レバーが条件刺激で、レバー押しが条件反応、餌が無条件刺激になります。オペラント条件づけは、自発的な反応が条件づけられ、

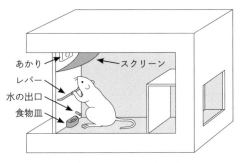

図14-1 ── スキナー箱

（出所）Skinner（1938）をもとに作成。

報酬や罰によって、自発的な行動の出現頻度を高めたり低めたりするというのが特徴です。望ましい行動には「ほめる」等の報酬でその望ましい行動を増加させます。一方、望ましくない行動を減少させるためには、その行動に対し「叱る」「注意する」というような罰による方法は他の問題行動等につながることもあるので、「無視」する方法をとることが有効な場合もあります。「無視」によって、望ましくない行動には何も起こらないという消去の手続きをとることになります。

　オペラント条件づけの原理は、プログラム学習として教育場面にも応用されています。プログラム学習は次の4つの原理が重要です。学習者が自発的に回答する「積極的反応の原理」、簡単な課題から少しずつ難易度をあげて成功体験を積み重ねる「スモールステップの原理」、正誤情報が即座に与えられる「即時確認の原理」、学習は学習者自身のペースで行われるという「学習者自己ペースの原理」です。またオペラント条件づけを現実場面で応用する際の重要な手続きにシェイピングがあります。これは、適応行動を獲得し、不適応行動を消失することで、適応的な行動様式を促進する方法で、複雑な行動を構成要素となる行動に分解し、簡単な行動から少しずつ段階的にステップを踏んで、次々と強化していく手続きです。例えば、多くの人の前で話ができるようになりたいという目的には、家族に話しかける、親友に話しかける、知人に話しかける、店員に話しかける、知らない相手に話しかける、少人数の前で話をする、多人数の前で話をする、とういうような手続きをとります。このような方法は行動療法等の心理療法でも応用されています。

❷ 認知の変化があって―認知理論―

　繰り返し経験することで学習が成立するという連合理論とは異なり、目的と手段の関係を見通し、全体的・総合的に問題解決することで学習が成立するという学説があります。これは外界の刺激全体に対する人や動物の認知の変化が生じることで学習が成立するというもので、認知理論と呼びます。この代表的な学説に、洞察説、サイン・ゲシュタルト説等があります。

(1) 洞察説 (洞察学習)

　洞察説は、ケーラー (Köhler, W.: 1887–1967) が次のようなチンパンジーの実験により提唱した学説です。チンパンジーの入れられた部屋の天井に、手が届かない高さに好物のバナナが吊り下げられています。チンパンジーがどのようにしてバナナを獲得するかを観察したところ、図14-2左に示すように、しばらく考え込むような様子の後、突然ひらめいたかのように近くから箱を持ってきて、箱を積み上げ、それに飛び乗り、バナナを手に入れました。また、図14-2右のように、棒をつないで長い竿を作ってバナナをたたき落としたチンパンジーもいました。即ち、箱を積み上げたり、道具を製作したのは試行錯誤を重ねたわけではなく、自分の置かれている状況や、利用できそうな道具をふまえて、バナナを獲得するという目的に向けどのようにすれば獲得できるか、先を見通し予測し行動して問題解決した様子が観察されました[4]。

　別の実験では、チンパンジーを檻の中に入れ、檻の外の手の届かない場所にバナナを置き、チンパンジーの手の届く範囲に短い棒を置きました。檻の反対側の外に長い棒を置き、短い棒を使用して長い棒を引き寄せられる状況にして観察しました。チンパンジーは、檻の中を歩き回ったり、周囲を見回したりしていましたが、突然短い棒を使用して、檻の外の反対側にある長い棒を引き寄せ、その長い棒を使って、目的のバナナ獲得に成功しました。

　ケーラーは、これらのチンパンジーの行動は、洞察した結果と考えられ、問題場面を構成している諸情報を統合し、認知構造を変化させ、問題解決ができたとしています。解決行動が突然現れるという特徴があります。

　健康についても日頃から諸情報を集めておくことで、要素間の関係性を統合し、全体を見通した問題解決につながるものと思われます。

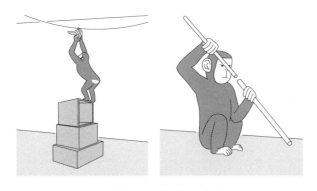

図14-2 ── 洞察学習の実験

(出所) Köhler (1921) をもとに作成。

(2) サイン・ゲシュタルト説

　サイン・ゲシュタルト説は、刺激や手段と意味のある目的や目標対象との関係性の認知により学習が成立すると考える学説です。トールマン (Tolman, E. C.: 1886–1959) はネズミの迷路実験において、餌などの報酬なしで放置されていたネズミに対して、報酬を用意すると、最初から報酬を与えられていたネズミよりも素早く迷路をすり抜けることを発見して、報酬を得ようとする目標達成の意図がなくても、潜在的に学習されていたと考えました。学習の意図がないにもかかわらず、潜在的に成立する学習効果のことを潜在学習としました。ネズミの迷路実験において、餌までたどり着ける正解のルートが使えないよう餌の位置を変更すると、ネズミは別の新しいルートをすぐに選択したことから、ネズミは迷路を抜け出せる正解のルートのみを学習したわけではなく、このような現象が可能になるのは、認知地図と呼ばれる知識が形成されるためであるとしました[5]。サイン・ゲシュタルト説は、学習は、単純な刺激と反応による連合ではなく、手段と目的との関係が認知されていく過程、認知の変化が重要であるという考え方です。

❸　観察をとおして ──社会的学習理論──

　他の人がほめられるのを見て自分も同じような行動をしたり、他の人が叱られているのを見て自分の行動を改めるというように、直接経験をしなくても他者 (モデル) の行動を観察することでも学習が成立します。バンデューラ

（Bandura, A.:1925–2021）は、他者の行動を観察することで、自らも新たな行動を習得していく、または既存の行動を変容していくことを「社会的学習理論」と呼びました。「社会的」とは他者を介してという意味です。バンデューラら[6]は、ボボ人形と呼ばれるビニール人形を使用して、次のような実験を行っています。ボボ人形は、底に重りが入っており、倒れてもすぐに起き上がるようになっている空気で膨らませた人形です。この実験は、まず大人が、ボボ人形を叩く、蹴る、パンチする、木槌の玩具を使ってボボ人形を打つ等の「モデル行動」を行い、子どもに観察させます。その後、子どもを同じ状況に置き、観察したモデル行動により、子どもの行動がどのように変化するかを検討するものでした。結果は、実際の人、映像の中の人、アニメのいずれの攻撃的モデルを観察した場合でも、攻撃的モデルを観察していない子どもと比較して、ボボ人形に対してモデルと同様の言動が増加し、明らかに攻撃的であることが示されました。

　バンデューラらは、モデルの行動を観察することで学習が成立することを検討するために多くの実験を行っていますが、観察するだけで、ほめられる等の報酬がなくても自発的な行動（攻撃的行動）をすることが明らかになり、学習が成立することを示しました。また観察学習が成立するためには、観察者がモデルの行動へ注意を向けるという「注意過程」、観察したことを記憶として取り込む「保持過程」、記憶しているモデルの行動体系を再生し実際に行う「運動再生過程」、観察した行動を実際に行う必要性を感じる「動機づけ過程」の4つの過程が必要であるとしています。

　健康に関しても、他者をモデルとして、まず注意を向け、記憶し、実際に行い、必要性を感じ学習することで、健康に必要な行動を継続して行うということが考えられます。動機づけについては、次に詳しい説明を行います。

Ⅲ　やる気を出すにはどのような方法があるの?―動機づけ―

　動機づけとは、「行動を引き起こし、それを持続する過程やはたらき」と定義されます。平たく言えば、やる気のことです。動機づけの質的分類としては、外発的動機づけと内発的動機づけがあります。

目的性と手段性の区分から考えるならば、外発的動機づけは、行動をすることが何らかの報酬を得たり罰を避ける手段となっている場合です。例えば、親に叱られたくない、先生にほめられたい、友達に負けたくない、良いことをしたら欲しい物がもらえる、昇給したい、減給は避けたい、仲間のためにがんばる、罰則を避けたい、というような学習と内容的に関係のない外部の事柄が目的となり、学習活動はその目的を実現するための手段となります（賞罰、競争、協同等）。一方の内発的動機づけは、学習活動を遂行すること自体が目的となっている場合です。例えば、新しい発見がある、おもしろくてわくわくする、楽しくて夢中になれる、もっとできるようになりたい、もっと知りたい、調べたい、興味がある、やり遂げたい、というような知的好奇心、探究心、達成欲、興味・関心等から自発的な行動がされる場合です。

　感情の区分から考えるならば、外発的動機づけでは賞罰により仕方なく行動することでネガティブな感情になりやすいが、内発的動機づけでは新たな発見があったり、知的好奇心、探求心、達成欲、興味・関心から、ポジティブな感情になりやすくなります。

　自己決定による区分から考えるならば、外発的動機づけでは他者から強制的にさせられたり仕方なく行動することになりやすく、内発的動機づけでは自分の行動を自己決定できるという違いがあります。

　健康的な生活を持続する等、学習への動機づけを効果的に長期的な動機づけとするためには、どのような方法が適切でしょうか。動機づけ（やる気を出す）のためのきっかけや一時的な変化が必要な場合は、外発的動機づけも効果があるかもしれません。しかし、強い賞罰や競争の強制などの非常に統制的な動機づけ（強い外発的動機づけ）方略は、短期的には良い結果を生み出すことがありますが、長期的にはネガティブな結果となる危険性があります。人の目の届くところだけがんばるけれども、利益の得られないことには手を出さない等の傾向が育まれてしまうことがあります。強力で直接的な統制によって動機づけようとすることは、緊急を要する場合や他に方法が見あたらない場合を除いては基本的に控える方がよいと思われます。また個性を尊重しない動機づけは短期的に成功しても長続きせず、逆効果になることもあります。統制しようとするのでなくその人のもつ潜在的能力や長所を促進させるということを基本におくべきです。

このようなことから、動機づけのきっかけや一時的な変化のために用いられた外発的動機づけを、内発的動機づけに移行することで、長期的な動機づけにつながると考えられます。そのためには、目的を明確にし、その活動が目的に意味のあるものであることを認識すること、課題にゲーム的要素を入れ楽しく学習すること、難易度の最適な課題を用意し達成感をもたせること、ほめることをベースに自信がもてるようにすること等が有効であると考えられます。また、失敗フィードバックが持続的なものであったり、影響力の強いものである場合、それらに関心を向けすぎないようにすること、他者との比較はできるかぎりしないこと、どれだけ能力があるかというより、どれくらい努力したかということにウェイトをおくことが重要であると思われます。健康的な生活やトレーニングを継続させるためにも、動機づけは重要です。

Ⅳ 最高のパフォーマンスをするには?—最適挑戦—

　「最適挑戦」とは、現状のレベルでは目標の達成は必ずしも容易ではありませんが、精力的で持続的な努力をすれば成功が見込める挑戦のことです。「最適挑戦」をすれば、成功は達成感で大きな満足と喜びが得られるものになり、失敗をしたとしても、有意義な失敗として次につながると考えられます。達成動機の高い人は客観的に成功確率が五分五分の困難度のものよりやや難しいものを最適挑戦として選択しがちですが、達成動機の低い人は逆にやや容易なものを選択しがちになります。

　最適挑戦は最適な動機づけを引き出すものですが、動機づけは低い場合も高過ぎる場合においてもパフォーマンスの効率性を減少させることが知られています。動機づけが高すぎるあまりに緊張し、重要な試験や試合に実力を発揮できない場合はよくあることです。ネズミの電気ショックによる罰の強さと学習成績の関係についての研究から、動機づけは適切なレベルにあることが重要としたヤーキーズ・ドットソンの法則を、アトキンソン[7]は人間の動機づけに応用し、動機づけの強さと課題状況の性質や課題の困難度がパフォーマンスに及ぼす影響について検討しました。結果は、気楽な状況で簡単な課題に取り組む条件では、動機づけが高いほど成績が良くなりました。しかし、緊張を強いられる状況で非常に困難な課題に取り組む条件では、む

しろ動機づけは低い方が有利に働きやすいことが認められました。最高のパフォーマンスをするためには、ある程度の緊張感が必要ですが、一定以上の緊張感は逆効果であること、また非常に困難な課題では動機づけが低い場合だけでなく高過ぎても実力が発揮しにくいことが示されています。

Ⅴ 最後に

　健康のためには、失敗に強くなり新たな学習につなげられることが重要であると思います。海保[8]は、他者を巻き込む車の運転のような「失敗してはいけない領域」と、会議での意見やアイデアの提案の失敗等「失敗しても差し支えない領域」を自分なりに仕分けしておき、差し支えない失敗については失敗こそおおいなるチャンスであり、失敗しながらいきいきと生活しようと述べています。失敗を体験することで失敗に強くなれます。失敗すれば叱られる、恥ずかしい、自尊心や有能感が低下するというようなネガティブ感情も、体験しながら克服する力をつけなければならないと思います。失敗経験が極端に少ないまま成長して、成人期になって社会の厳しさに直面し、ちょっとした挫折を体験するとたちまちだめになってしまうことのないようにと思います。成功体験からも学習できますが、失敗経験からも多くを学習することができます。

【注】

（1）　DeCasper, A. J. and W. P. Fifer (1980) "Of human bonding: Newborns prefer their mothers' voices," *Science,* 208, 1174–1176.

（2）　Pavlov, I. P. (1927) *Conditioned reflexes: An investigation of the physiological activity of the cerebral cortex*, Oxford: Oxford University Press.（パブロフ，I. P.著、川村浩訳（1975）『大脳半球の働きについて―条件反射学―』上・下、岩波書店。）

（3）　Skinner, B. F. (1938) *The behavier of organisms: An experimental analysis,* New York: Appleton-Century-Crofts.

（4）　Köhler, W. (1921) *Intelligenzprüfungen an Menschenaffen, 2nd ed.,* Berlin: Springer.（ケーラー、W.著、宮孝一訳（1962）『類人猿の知恵試験』岩波書店。）

（5）　Tolman, E. C. (1948) "Cognitive maps in rats and men," *Psychological Review,* 55, 189–208.

（6）　Bandura, A., D. Ross, and S. A. Ross (1963) "Imitation of film-mediated aggressive models," *The Journal of Abnormal and Social Psychology,* 66, 3–11.

（7）　Atkinson, J. W. (1974) "Motivational determinants of intellective performance and cumulative achievement," in J. W. Atkinson and J. O. Raynor (Eds.), *Motivation and achievement*, Washington, D. C.: V. H. Winstons Sons.

(8) 海保博之（2007）「3章　ミスとともに」『認知と学習の心理学―知の現場からの学びのガイド―』培風館、pp.31–51。

【参考文献】

- 石津憲一郎・下田芳幸・横田晋務（2022）『教育・学校心理学』サイエンス社。
- 郷式徹・西垣順子編著（2019）『学習・言語心理学―支援のために知る「行動の変化」と「言葉の習得」―』ミネルヴァ書房。
- 辰野千寿編（1995）『心理学　第2版』日本文化科学社。
- 速水敏彦・橘良治・西田保・宇田光・丹波洋子（1995）『動機づけの発達心理学』有斐閣ブックス。
- 藤原和政・谷口弘一編著（2021）『現場で役立つ　教育心理学』北大路書房。
- 無藤隆・岡本祐子・大坪治彦編（2009）『よくわかる発達心理学　第2版』ミネルヴァ書房。

第15章

スポーツとあがり

I はじめに

　スポーツ場面に限ったことではないですが、これまでに試合や発表会など、人前であがってしまい、いつものプレイができなかったり、話す内容を忘れてしまったりして失敗してしまった苦い経験を持っている人は多いのではないでしょうか。この「あがり」はスポーツと心理的問題を扱うスポーツ心理学の分野において主要なテーマであり、現在も多くの研究が進められています。

　本章ではスポーツとあがりの関係、あがりとパフォーマンスの関係、「自己を知る」うえでの1つの方法となるスポーツ現場における心理テストについて紹介します。

II 「あがり」とは

　日本体育協会（現・日本スポーツ協会）では、スポーツの場におけるこの「あがり」の現象について「過度の興奮のために予期したとおりにプレイできず、記録が低下した状態」と定義しています。

❶ あがりの症状

　市村（1965）は、「あがり」を以下の5つの因子に分類しています。
①自律神経系、特に交感神経系の緊張：胃が痛くなる、心拍数があがる、のどがつまったような感じがする、唾液がねばねばしてくるなどの身体面への症状。
②心理的緊張力の低下：注意力が散漫になる、落ち着こうとしてかえってあせるなど。

③運動機能の混乱：筋運動の微調節がきかなくなり、身体がスムーズに連動しなくなる、手足が思うように動かなくなる、不必要な動作に力が入りすぎる、またそれらによって、不正確でスピードを欠き疲労も早く感じる。

④不安感情：失敗はしないか、試合に負けたらどうしようと気になる。

⑤劣等感情：自分の方が弱いのではないか、相手がいやに落ち着いているように見える、相手が強そうに見えるなど。

このようにあがりの症状は、通常、固体内に生起する生理的、心理的活動が複雑に混ぜ合わさったものとして認識されています。

❷ あがりの要因

①観衆に関する要因：いわゆる見物効果と呼ばれるもの。観衆の人数の多少、相手、味方の応援の仕方、特別の人（親、知人、友人など）の応援などが影響する場合。

②競技相手の認知に関する要因：強敵や自分と同等の力を持つ相手と戦う場合。

③周囲からの期待に関する要因：母校、郷土、マスコミなどを通して、周囲の期待が大きい場合。

④試合の質に関する要因：自分やチームにとって大事な試合であり、優勝がかかった試合など試合の重要性によって影響を受ける。

⑤自我関与に関する要因：競技の遂行や成績に対する高い要求水準や期待水準を持ち、強い自我関与がある場合。

⑥自信に関する要因：対外試合の経験や練習不足などによって自分に自信がない場合に生じる。失敗するのではないかという不安は無気力感や劣等感を引き起こす。

⑦競技者の性格特性に関する要因：恥ずかしがり屋や内向傾向の人、神経質傾向の強い人はあがりやすい。

❸ あがりやすい選手（市村 1965）

①恥ずかしがり、社会的接触を避ける傾向の強い社会的内向性の強い人。

②空想的で客観的にものを見ないような主観的傾向の強い人。

③心配性、神経質などのいわゆる神経質的傾向の強い人。

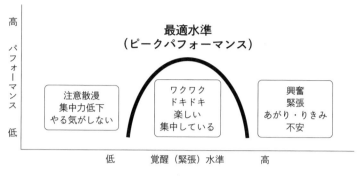

図15-1 ── パフォーマンスと覚醒水準の関係 (逆U字理論)

Ⅲ 逆U字理論

❶ 覚醒水準とパフォーマンス

「覚醒」とは脳の興奮レベルのことで目覚めている状態 (眠っていない状態) です。一般的には、周囲に注意をくばり、物事を正しく認識しうる状態であるとされています。そして、通常はその結果として、適切な反応・行動をとることが可能です。覚醒あるいは大脳の活動水準の維持には、覚醒系と呼ばれる間脳と脳幹網様体の種々の部位による調整が必須であると考えられています。スポーツ場面でのあがりの状態は第Ⅱ節で述べたことが原因となり、通常よりも覚醒水準が上昇してしまい、結果的にパフォーマンスを低下させる要因になると考えられています。

覚醒水準とパフォーマンスの関係を初めて関連づけたのは、YerkesとDodsonです。彼らはネズミを用いた実験で覚醒水準とパフォーマンスの間には逆U字の関係性があることを見出しました (図15-1)。これは、覚醒水準の上昇に伴いパフォーマンスも向上するが、ある最適水準を超えると、逆にパフォーマンスが低下するというものです。

❷ 個人の性格傾向 (向性) と逆U字理論の関連性

(1) 向性

Jungは、外向性 − 内向性を両極にもつ向性による性格類型を主張し、個体が持つリビドー、すなわち一般的な心的エネルギーが、自分の外界に多く向

かっているか、自分自身の内的な主観的世界に向かっているかによって、性格が異なることを仮定し、前者を外向性、後者を内向性と呼びました。分かりやすく言い換えると、自己の外部と内部のどちらに多くの興味・関心、注意を向けているかということです。

(2) 外向性の性格傾向

　関心が外界に向いていて客観的、社交的で開放的、自分の考えを容易に表現し自信が強い、周囲からの評価・賞賛への関心が強い傾向にある。他者のいる場所の方が仕事（練習）ができる、明るく陽気で社会性と実行力は高い傾向にあるが、時に軽率な行動をとって失敗したり、周囲の意見・評価に振り回されてしまう。良く言えば、他人と協力して活動することが得意です。

(3) 内向性の性格傾向

　関心が内に向かい主観的。外界から身を守ろうとし、自己の価値観や信念を守ろうとする傾向が強い。自分の考えを表現するのが苦手で自信がない、他人のことにあまり関心がない。他者がいると仕事（練習）がしづらい、あまり社交的ではなく交友範囲は限定的。思考力・集中力がある。

　どちらかといえば控え目で、社会性と実行力はあまり高くないが、慎重な判断と行動を取ることができでミスが少ない。自分の意見をしっかりと持つことができる。悪く言えば、他者の意見を聞き入れず頑固な傾向があります。

(4) Eysenck の研究

　Eysenckは、Jungの仮説を指示しながらも、Jungの仮説は個人の無意識の働きや態度という検証不能な側面に基づくものなので、そのままでは科学的な形をとりえないとし、パーソナリティの生物的な基礎として、脳幹網様体賦活系、神経系の興奮・制止作用・条件づけやすさなどを取り上げ、外向性－内向性、神経症傾向と関連づけています。Eysenckはパブロフによって考えられた大脳皮質における2つの働き、興奮と制止の概念に着目しました。興奮とはあらゆる活動にとって基本的なものであり、制止とは一種の中枢神経系あるいは皮質の疲労で休息しようという働きであると考えられています。Eysenckはこの興奮と制止の関係と外向性－内向性の関係を明らかにするた

めに、眼瞼反射条件づけを用いた実験を行い、その結果、実験のどの段階において も、内向者は外向者よりも約2倍条件出現反応を示し、条件づけ過程で多くの制止を蓄積する外向性の人は、それほどには制止を蓄積しない内向性の人よりも条件づけが遅く、しかも弱いことを確かめました。この結果からEysenckは興奮過程と制止過程の平衡が性格と密接な関係を持つと考え、外向者は制止過程が優勢で、内向者は興奮過程が優勢であると仮定しました。中枢神経系の興奮−制止と外向性−内向性との関係をさらに明確にするためにEysenckは薬物を用いた研究を行い、その結果から、中枢神経系の興奮剤は内向化効果を持ち、興奮ポテンシャルを増大させるのに対し、中枢神経抑制剤は制止ポテンシャルを増大し、性格や行動を外向的な方向に変えると仮定しました。また、それらの薬物が脳幹網様体賦活系を通して作用することを示唆し、興奮−制止の個人差をもたらす神経系の部位として、脳幹網様体賦活系を考えました。脳幹網様体賦活系は、大脳皮質の興奮作用、すなわち覚醒や意識水準の調節に関与していますが、この機能と外向性−内向性の関係をまとめ、内向性の者は外向性の者よりも、脳幹網様体賦活系の閾値が低いために、同一刺激条件の下では内向者は外向者よりも高い覚醒水準で行動すると結論づけました。

(5) 岡沢の研究

　岡沢は、Eysenckの仮説を基に課題に処置判断検査機（回転する円盤状に赤い矢印があり、それを円盤上の指針をハンドルで操作し避ける課題）を使用し、負の付加的フィードバックとして装置に標準装備されているブザーを用い、運動学習における負の付加的フィードバックとパフォーマンスとの関係を被験者の向性の違いから比較しました。その結果、負の付加的フィードバックは、外向性の強い人にはプラスに、内向性の強い人にはマイナスに作用することが示唆されました。岡沢は、Eysenckの理論を用いた様々な実験を基にその結果をスポーツ場面に適応し、以下のようにまとめました。最高のパフォーマンスを得るための最適刺激量は、内向性の者が外向性の者よりも低い。したがって、内向性の者は練習（低刺激量）のときには比較的良いパフォーマンスを示すが、試合（高刺激量）のときには、あがってしまい実力発揮が難しい傾向にある。逆に外向性の者は、練習ではあまり良いパフォーマンスを示さないが、大舞台

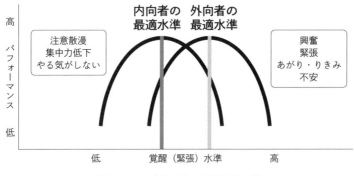

図15-2 ── 向性ごとの最適水準の違い

に強い傾向にあると述べています (図15-2)。

Ⅳ スポーツ現場での心理テストの活用

❶ 心理テストを実施するメリット

スポーツ場面において心理テストを実施することは、指導者や選手自身選手の特徴を客観的に判断することで競技能力向上やメンタルトレーニングに活用したり、あるいは指導者が効果的なコーチングを行ううえでの一助となります。また、多くの選手に一度に比較的短時間で実施できるので選手の情報を集めやすいなど様々なメリットが存在します。本章においてはスポーツ現場における心理テストについて取り上げていきます。

❷ 心理テストにおける「特性」と「状態」

スポーツ場面で使用される心理テストの種類は様々ですが、ある程度一貫した個人のパーソナリティ傾向と考えられている「特性」と日々刻々と変化していく「状態」を捉えるものとに大まかに分類することができます。ここでは代表的な物として「特性」を捉えるものとしてDIPCA3、「状態」を捉えるものとしてPOMS2を取り上げます。

❸ DIPCA3(心理的競技能力診断検査)

スポーツにおいて「精神力」の重要性は誰もが経験的に知るところですが、

その具体的な内容は明確にされていませんでした。そこで、徳永らはスポーツに必要であると考えられる精神力を12の内容に分け、52項目からなるテストを開発しました。現在、DIPCA3（心理的競技能力診断検査）はオリンピック選手をはじめ多くのアスリートを対象に実施されています。12項目については以下の通りです。

①「忍耐力」＝がまん強さ、ねばり強さ、苦痛に耐える。

②「闘争心」＝大試合や大事な試合での闘志やファイト、燃える。

③「自己実現意欲」＝可能性への挑戦、主体性、自主性。

④「勝利意欲」＝勝ちたい気持ち、勝利重視、負けず嫌い。

⑤「自己コントロール能力」＝自己管理、いつものプレイ、身体的緊張のないこと、気持ちの切り替え。

⑥「リラックス能力」＝不安・プレッシャー・緊張のない精神的なリラックス。

⑦「集中力」＝落ち着き、冷静さ、注意の集中。

⑧「自信」＝能力・実力発揮・目標達成への自信。

⑨「決断力」＝思い切り、すばやい判断、失敗を恐れない決断。

⑩「予測力」＝作戦の的中、作戦の切り替え、勝つための作戦。

⑪「判断力」＝的確な判断、冷静な判断、すばやい判断。

⑫「協調性」＝チームワーク、団結心、協力、励まし。

❹ POMS2 (Profile of Mood States)

米国のMcMair and Lorr（1964）により作成されました。その後の改訂により現在では緊張・抑うつ・怒り・活気・疲労・混乱・友好の7因子65項目から構成されています。性格傾向を評価するのではなく、一時的な気分・感情を測定するテストです。元々は復員軍人のメンタルヘルスを目的に開発されましたが、その後も改訂が繰り返され、現在では世界各国で翻訳版が作成され、臨床現場のみならずスポーツ心理学・産業心理学をはじめその応用範囲は多岐にわたっています。7つの因子は以下の通りです。

①怒り−敵意：怒りと他者への反感。強烈な怒りのほか、内心の腹立たしさや他人に意地悪したいなどの思いも示している。

②混乱−当惑：当惑と認知効率の低さ、頭が混乱して考えがまとまらない状態。

③抑うつ－落込み：自分に価値がない、希望が持てない、罪悪感があるなど自信を喪失している状態。

④疲労－無気力：疲労感があり、意欲や活力が低下している状態。

⑤緊張－不安：緊張や不安の高まりを表す。神経の高ぶりや落ち着かないなどの特徴が見られる。

⑥活気－活力：元気さ、躍動感、活力の高さを表す。①～⑤の因子と負の関係を示す。

⑦友好：ポジティブな気分。対人関係の影響を表す。⑥の因子と関係が深い。

　スポーツ現場においては主に大会期間（1週間前、前日、当日）や合宿中などの選手の心理状態（気分・感情）を捉えるために用いられることが多いです。

※これらの心理テスト以外も通信販売などで比較的安価に購入することができますが、複写しての使用は原則的に禁止されているので注意が必要です。

❺　心理テストを実施するうえでの注意点

(1) テストの結果で選手をラベリングしてはいけない

　心理テストの結果はあくまでも選手の心理的な特徴を理解し、今後の練習や指導に活用していくための一指標ですので、結果を基に「あの選手はここが弱い」、「A選手よりB選手のほうがこの点で優れている（劣っている）」といったように選手をラベリングすることは非常に危険です。

　また、選手によってはおもわしくない結果が出た際に、「自分はメンタルが弱い」などと思いこんでしまう可能性があるので、実施の際にはテストには個人内変動があり、現在の心理状態を把握するためのものであるということをきちんと説明する必要があり、特に心身共に成長段階にある青少年を対象とする場合は注意が必要です。

(2) 定期的な実施が望ましい

　前述の通り、選手の心理面は大会での成績、周囲の環境、体調、人間関係など様々な要因によって日々刻々と変化していくので、定期的に実施することが望ましいと考えられています。

(3) テストの結果を過信しない

　心理テストは短時間で多くの選手に対して実施できるなどのメリットもある一方、心理テストのみで選手の「特性」や「状態」を把握するには限界があります。指導者がテストを実施する際は、テストの結果と選手との関わりあいを通して得た情報とを総合的に判断することが重要になります。

Ⅴ 最後に

　本章では「あがり」、「逆Ｕ字理論」、「心理テスト（DIPCA3、POMS2）」を取り扱いました。これらはスポーツ心理学の分野においてほんの一部分にすぎません。もっともっと奥が深く興味深い学問です。この科目を通して、皆さんが少しでもスポーツ心理学に興味を持ち、将来何かを教える立場になったときの知識として活用してもらえると幸いです。

【参考文献】
• 青木高・太田壽城監修、落合優・石井源信・中島宣行編著（1996）『フィットネスシリーズ　健康スポーツの心理学』建帛社。
• 市村操一（1965）「スポーツにおけるあがりの特性の因子分析的研究（I）」『体育学研究』9（2）、18–22。
• MPI研究会（1969）『新・性格検査法』誠信書房。
• 岡沢祥訓（1987）「付加的フィードバックがパフォーマンスに及ぼす影響—Eysenckの向性との関係について—」『中京女子大学紀要』21、47–50。
• 徳永幹雄・橋本公夫（1987）「スポーツ選手の心理的競技能力の診断に関する研究」『デサントスポーツ科学』8、138–148。
• 日本体育協会スポーツ科学研究委員会（1960）「あがりの研究」。
• 松田岩男・杉原隆編著（1987）『新版　運動心理学入門』大修館書店。
• 横山和仁監訳「POMS2日本語版マニュアル」。
• Eysenck, H. J. (1962) "Conditioning and personality," *British Journal of Psychology*, 53, 299–305.
• Yerkes, R. M. and J. D. Dodson (1908) "The relation of strength of stimulus to rapidly of habit formation," *Journal of Comparative Neurology and Psychology*, 18, 459–482.

第16章

臨床心理学とメンタルヘルス

　心理学は、心理的なメカニズムを研究し解明する「基礎心理学」と、基礎心理学で得られた知見を実生活上に活かす「応用心理学」にわけられ、応用心理学の中に臨床心理学が含まれています。メンタルヘルスについて考える際、心理学の中で最も近い領域が臨床心理学です。臨床心理学は、人々の悩みや葛藤など、心理的課題や不適応を改善するための学問ですが、メンタルヘルスは、健康な人も対象とし、心理的問題の予防や、人格の成長も含めて支援します。本章では、メンタルヘルスという視点で、困難や課題を抱えた方に対する心理支援について概説します。

■ 心理学の中の臨床心理学

❶ 臨床心理学の定義

　「心」や「心理」「メンタル」という言葉は、日常生活の中で多く使用されています。一方で学問としての心理学は、「行動と心的過程についての科学的学問」[1]と定義され、科学的手法を用いて人々の行動や集団の特性を検証しようとしてきました。臨床心理学の定義については、米国心理学会（American Psychological Association: APA）臨床心理部会（12部会）[2]が次のように記載しています。「臨床心理学は、知的、感情的、生物学的、心理学的、社会的および行動的な不適応や障害、不安を理解・予測し、軽減するための原理、方法、および手順の適用に関連する研究、教育、およびサービスを含み、多くの相談者（クライエント）に適用されます。理論、訓練、実践において、臨床心理学は多様性の重要性を認識し、性別、文化、民族性、人種、性的指向、および多様性の他の側面の役割を理解するよう努めます」。つまり、臨床心理学は科学と実践の統合、人々の苦しみを和らげ、健康を促進するためにある学問である

と言えます。

　日本におけるメンタルヘルスの専門家としては、国家資格である「公認心理師」や公益財団法人日本臨床心理士資格認定協会[3]が認定する「臨床心理士」が代表的です。これらの資格を持つ者は、心理的支援サービスの提供者として臨床心理学を中心に習得しますが、援助実践においては、臨床心理学以外にも児童心理学、健康心理学、神経心理学、家族心理学、司法・犯罪心理学、老年心理学などさまざまな領域が関連しており、幅広い知識が必要です。また医学、看護学、ソーシャルワークなどの心理学以外の知識も求められる場面が多くあります。

❷　メンタルヘルス対策の重要性

　メンタルヘルスを考える際に、精神疾患への理解はなくてはなりません。うつ病、躁うつ病、不安症、統合失調症など精神的不調としてイメージしやすいものから、自閉スペクトラム症や認知症、依存症まで、メンタルヘルスの支援対象は広いです。

　がん（悪性新生物）、脳卒中、心臓病、糖尿病は、「4大疾病」と位置付けて、国は重点的に対策に取り組んできましたが、2011年に厚生労働省は、新たに精神疾患を加えて「5大疾病」としました。その背景には、日本の自殺者数が1998年以降、14年連続して3万人を超えるなどの異常事態がありました。2012年に3万人を下回って以降、自殺者数は減少しているものの、主要先進7カ国では未だ最も多い状態が続いています[4]。加えて、精神疾患の罹患者数は、2017年時点で、うつ病127万人、統合失調症79万人、不安障害83万人と見積もられており[5]、依然として増加傾向にあります。さらに、高齢化による認知症の増加（2020年時点で600万人[6]）を含めると、罹患者数は莫大です。また、これらの精神疾患に罹患することによる経済的損失も懸念されており、うつ病で2.7兆円[7]、認知症で14.5兆円[8]にのぼると推計されています。

　メンタルヘルスに関する課題への対策について、教育分野では1995年からスクールカウンセラーの配置が開始され、2022年度には高校の保健体育にて「精神疾患」が40年ぶりに記載されることになりました。また産業領域では、2015年からストレスチェック制度の導入が始まりました。自殺者数の多さや、精神疾患の増加などに対する社会的要請から、「メンタルヘルス」や労働者保

護に関する「健康経営」「働き方改革」などのワードが日常でも頻繁に使われるようになり、メンタルヘルスへの意識は高くなっています。一方で、メンタルヘルス不調や精神疾患に対する正しい知識が普及しているとは言い難い現状もあります。精神疾患は偏見との戦いの歴史であると言われますが、特に日本は他国と比べて、目に見えづらい苦しさや困難を抱えるメンタルヘルス不調の原因を、「性格的な弱さ」にあると認識する風潮が根強くあります[9]。その結果、諸外国と比較して、精神科在院患者数の多さ（33万人、人口万対28人）[10]や、地域の社会復帰資源の乏しさなどが指摘されています。

　また支援という側面から見ても、現代は精神疾患やメンタルヘルスに対して大きな転換期にきています。症状や苦しみを除去するという従来の医学モデルから、症状や苦しみの除去だけではなくQOL（Quality of Life: 生活の質）の向上を治療の目標とするモデルへの転換の必要性が指摘されています。

　このように、複雑化・多様化した社会におけるメンタルヘルスの課題は非常に多く、精神疾患や多様性への正しい理解の促進を含め、対策が急務となっています。特に、予防や未病という疾病段階の前からメンタルヘルスに対する正しい知識をもって対処する能力（メンタルヘルスリテラシー）の向上は重要とされています。

Ⅱ 臨床心理学と周辺学問への理解

❶ メンタルヘルスに関わる学問領域

　メンタルヘルスを心理的健康と訳した場合、最も関連する学問として臨床心理学が想像されます。しかし、現場で心理専門職として対応する場合には、心理アセスメント（査定）や心理支援などに代表される臨床心理学の知識だけでなく、心理学以外の知識が求められることも多くあります。例えば「元気が出ない」という主訴でカウンセリングを希望して来談した方の場合、「元気が出ない」という現象（症状）の背景にある身体的不調や社会的状況などを総合的に判断する必要があります。もし背景に身体疾患の治療や福祉的支援の必要性が隠れているにもかかわらず、心理的問題のみを取り上げて心理支援（カウンセリング）を行うとしたら、それはクライエントにとって適切な支援が行われているとは言えません。

患者やクライエントのメンタルヘルスを理解する上で重要な概念として、「生物・心理・社会モデル」(Bio-Psycho-Social model) が挙げられます。これは、前述の医学モデル (症状の消失を目指す) から発展したモデルですが、生物学的な支援は医師や看護師が、心理的な支援は心理士が、社会的な支援はソーシャルワーカーが行うという分業を意味するものではありません。「生物・心理・社会モデル」では、支援を必要とする対象者を全人的に理解することが重視され、専門家は各領域の専門性を尊重しつつ他領域についても理解を深めることが求められます。医療現場では特に多くの専門職が活動しているため、心理職も「チーム医療」の一員として全人的医療を理解し、システムとしての支援を理解することが求められています[11]。

　加えて、心理職として求められる姿勢として、「科学者―実践家モデル」(scientist-practitioner model) があります。これは、心理職が心理支援の実践だけでなく科学者としての科学性も持ち合わせていなくてはならないことを意味します。メンタルヘルスに関する学問的成果は日々発表されており、関連する法や制度も更新されています。その中で心理職は、目の前のクライエントに対する支援だけではなく、最新の研究成果や社会情勢を踏まえた、最新・最適な心理支援を提供することを心がけなければなりません。最新の研究成果や社会情勢を読み解くための後述する知識は、心理職として活動するために十分な学習カリキュラムを備えているとはいえない場合もあります。しかし、価値観が多様化・複雑化した社会においては、これらの学問の基本的知識や態度を理解し、目前の情報や社会情勢を正しく見ようとする専門家としての姿勢がなければ、クライエントの支援に資することはできません。

　これらのことから、メンタルヘルスの専門家として、以下のような周辺領域への理解が必須となります。

(1) 医学の理解

　メンタルヘルスと最も関連の深い医学領域として精神医学が挙げられます。精神医学では、精神疾患の分類や治療に関して、米国精神医学会 (American Psychiatric Associatio: APA) が作成した DSM-5 (精神障害の診断と統計マニュアル第5版) や世界保健機関 (World Health Organization: WHO) が作成した ICD-11 (国際疾病分類第11版) といった国際的な基準が用いられており、これらに対する知識

や理解が必要不可欠です。また、後述する薬物療法やその副作用への正しい理解、医師をはじめとした多職種との円滑なコミュニケーション能力も求められます。

　精神疾患やメンタルヘルスへと聞くと、心理的な側面のみに注目しがちになりますが、それらへの理解や支援に際しては、脳や遺伝、身体 (疾患) への理解がなくてはなりません。特に、現代では精神疾患やメンタルヘルスの困難は、脳機能の異常によるものと考えられており、脳科学への理解が必須です。例えば、統合失調症はドーパミン分泌の異常や前頭皮質の代謝異常、うつ病はセロトニンの機能低下や扁桃体の過剰賦活などが原因の一つと考えられています。自閉スペクトラム症や認知症も、それぞれタンパク質や脳機能の異常として捉えられています。さらに、遺伝とメンタルヘルスとの関係については、精神疾患だけでなく、知能や人格も遺伝の影響を受けることが明らかになっています。

　心身症をはじめとした身体症状への理解も求められます。心理的な負荷やストレスが症状として発現するのは、精神疾患だけではありません。身体症状症に代表されるように、身体症状の悪化や痛み、神経系、免疫系、内分泌系、脳機能の異常など、幅広い症状がストレスの結果として現れる可能性があります。

　心理職としての医学領域での活動場面は、病院や診療所などの医療機関の精神科、心療内科、小児科などが挙げられます。近年ではメンタルヘルスの専門家として、周産期やがん (サイコオンコロジー)、難病や遺伝カウンセリングの領域などにも、心理職の活動分野が拡大しています。他にも、市町村の保健所や精神保健センターが、心理職における医療領域での活動場面として挙げられます。

(2) 福祉・産業・教育・司法の理解

　メンタルヘルスの専門家としての心理職の活動領域は多岐にわたります。例えば、子どもや高齢者に対する福祉、働く人のメンタルヘルスを支援する労働・産業、スクールカウンセラーに代表される教育、被害者や加害者支援をおこなう司法・矯正などがあります。

　福祉分野では、子どもの発達支援、虐待や依存症、マイノリティへの支援

などがあり、児童相談所や療育施設、女性相談センター、高齢者福祉施設、就労支援施設などが心理職の活動場面として挙げられます。福祉分野では、行政機関やNPO法人など民間による支援も多種多様なものがあります。そのため、心理的支援では、「治療」という視点ではなく、当事者の声を聞き、多様な支援や社会の中でのよりよい生き方につなげられるような柔軟な視点が必要になります。

産業分野では、働く人のメンタルヘルスが主な対象となり、企業内の相談所や健康管理センター、その他市町村の職業安定所が心理職の活動場面として挙げられます。精神障害の労災認定は増加の一途をたどっており⁽¹²⁾、そのような背景から、国は2015年に「ストレスチェック制度」を導入しました。これは労働者のストレスの程度を把握します。この制度では、①労働者自身のストレスへの気づきを促すとともに、②職場改善につなげ、働きやすい職場づくりを進めることによって、③労働者のメンタルヘルス不調を未然に防止すること（一次予防）を主な目的としています。ストレスチェックの実施者として公認心理師が加えられているなど、活動の機会も拡大しています⁽¹³⁾。

教育分野では、スクールカウンセラー（SC）としての活動が中心となっています。中学校ではすでにSCの全校配置が行われており、小学校や高校においても配置校が増加しています。SCは児童・生徒の心理的な問題へのサポートに加えて、保護者のサポート、教職員へのコンサルテーション、学校全体や地域へのサポートなど幅広い役割を担います。自治体の教育委員会に在籍しながら、就学前発達相談や学校に行けない子どものサポートなどを行っている場合もあります。他に、教育分野での心理職の活動場面としては、学校内の相談室や教育センター、各種教育相談機関などが挙げられます。

司法・矯正分野では、家庭裁判所や少年院、少年鑑別所などを中心に心理職が活動しており、被害者支援に加え、加害者や非行少年等の自立支援を行っています。法・矯正に関わる行為の背景にある心理的な問題や、環境的な問題を明らかにして、社会復帰したときに再び問題を起こさないように支援することが目的です。特に犯罪の背景には、発達的な課題や依存症などの問題があることが少なくなく、心理支援ではそうした対象者の特性を理解した上での支援が求められます。

(3) 法制度や倫理的知識への理解

　心理職が活動する領域にはさまざまな法制度が存在し、それらを熟知しておく必要があります。例えば、公認心理師であれば「公認心理師法」があります。医療領域で活動する場合には、精神保健福祉法を中心に、医療法や医療保険制度などの関連法や制度を熟知する必要があります。その他、福祉場面であれば児童福祉法、子どもの貧困対策法、児童虐待防止法、高齢者虐待防止法、障害者総合支援法があります。労働・産業場面であれば、労働三法やストレスチェック制度について定められた労働安全衛生法、育児介護休業法、パワハラ防止法があります。教育場面であれば、学校教育法を中心にいじめ防止対策推進法、教育機会確保法などがあります。司法・矯正分野では、刑法・民法を中心に家事事件手続法や子どもの権利条約、更生保護法、成年後見制度、少年法や医療観察法への知識が求められます。上記に列挙した法律や制度はごく一部であり、他にも多くの関連法律や制度があります。

　また支援に携わる専門職として、「倫理」への理解と自覚も常に求められます。職業倫理として各種資格関連団体や学会が定める倫理規定を熟知することはもちろんのこと、「個人情報保護法」や研究を行う際には「人を対象とする生命科学・医学系研究に関する倫理指針」など、心理支援に関連のある法や倫理規定に関する知識が必要です。

❷　ストレスへの理解

　ストレスはメンタルヘルスと密接な関係にあります。事件や事故に遭遇するなどして急激なストレスを感じる場合から、仕事や人間関係の悪化から長期にわたって慢性的にストレスを感じる場合まで幅広くあります。Holmes, T. H. と Rahe, R. H. は、ライフイベントのストレス量を得点化し、社会的再適応評価尺度を作成しました[14]。そこでは、「配偶者の死」に対するストレス値を100とした場合に、「結婚」（ストレス値50）や「業績を上げること」（ストレス値28）といったポジティブなライフイベントでさえもストレスになることが挙げられています。

　ストレス状態が続くと、うつ病などの精神疾患を発病するリスクが高まることは容易に想像できますが、近年では、ストレスが身体へも大きく影響を及ぼしていることも明らかになってきています。例えば、慢性的なストレス

を抱えることで冠状動脈性心疾患などの疾病リスクが増大したり、糖尿病や喘息が悪化したりします。ストレスへの対処行動はストレス・コーピングと呼ばれ、適切なストレス・コーピングを行うことによって、心理的・身体的負担を減らすことが可能であると言われています。例えば、ストレスを発散するための飲酒や休日の過眠は、心身への負荷を増大させるため、正しいストレス・コーピングとは言えません。適切なストレス・コーピングを行うための支援として、ストレスとなる状況を改善するための環境調整やストレスを軽減するためのストレス・マネジメントが重視されています。

Ⅲ メンタルヘルスのサポート（心理支援）

(1) 心理支援

　現場にて心理支援を行う際、具体的には心理療法や心理カウンセリングと呼ばれている支援がそれにあたります。苦悩を抱え不適応に陥っているクライエントやその周囲の人々を対象として、一定の理論に裏づけられた関わりを提供し、感情、思考、行動などに影響を与えることで、クライエントの苦悩や不適応を軽減するとともに、成長を促進し、より適応的で健康的な方向への変化をもたらすことを目的とします。心理療法や心理カウンセリングにはいくつもの学派や手法があり、それぞれが異なった理論や考え方に基づいて支援を行っています。一方で、どの学派においても、すべてのクライエントに効果的な手法や、「他学派より総合的に有効である」という決定的なエビデンス（理論的根拠）は示されておらず、各種の学派・手法は相互に補足しあう関係にあると言えます。

　心理支援は、「依拠する理論に基づく分類」、「対象者に基づく分類」、「表現媒体による分類」などによって大別することができます。理論に基づく分類では、Freud, S.が創設した精神分析学やJung, C. G.の分析的心理学を代表とする力動的心理療法、学習理論などの行動論を用いる行動療分析（Applied Behavior Analysis: ABA）や認知行動療法（Cognitive Behavior Therapy: CBT）、Rogers, C. R.の来談者中心療法などが含まれる人間性心理学などが挙げられます。中でも、CBTは最もエビデンスが集積している治療法の一つとして世界的に注目されています。CBTは、生活の困難につながる認知（ものの受け取り方や考え方）

や行動に対して、学習理論をはじめとする行動科学の理論や行動変容の技法を用いて、不適応な反応を軽減するとともに、適応的な反応を学習させていく治療法です。近年では、新世代の認知行動療法として、マインドフルネス（今の瞬間の現実に常に気づきを向け、その現実をあるがままに知覚し、それに対する思考や感情には囚われないでいる心の持ち方）やアクセプタンス＆コミットメントセラピー（防衛することなく自分に生じていることを十分に体験する行動）への関心も高まっています。その他に、日本で生まれた心理療法として、森田正馬が提唱した森田療法や、成瀬悟策の臨床動作法などがあります。

　対象者による分類では、クライエントと心理士（カウンセラー）が1対1で行う個人心理療法の他に、複数のクライエントに対して同時に行う集団療法、家族全体を対象とする家族療法などがあります。特に、個人心理療法は、あらゆる心理療法の基本であると言えます。どの学派の心理療法も個人を対象とするところから出発しており、どのような問題を持つ人も、どのような病理水準の人も、個人療法の対象になります。集団療法では、個人心理療法とは異なる治療力動（ダイナミクス）があると言われています。心理療法の場そのものが集団場面であるがゆえに、その中で対人関係を体験したり、複数の集団メンバーからの支持や働きかけや指摘を受けて自分の対人行動の特徴に気づいたり、それを修正したりすることができます。家族療法では、心理的問題が生じている個人ではなく、家族を対象とし、家族全体の偏りや歪みを修正しようとする心理療法（システム論的家族療法、戦略的家族療法、構造派家族療法などと呼ばれる）が開発されています。

　表現媒体による分類では、心理療法の中心的な媒体である言語を用いた言語的心理療法に加え、言語では表現しきれない、あるいは言語以上に重要な心的内容を伝える媒体を活用した非言語的心理療法があります。例えば、言語による自己表現力が不十分な子どもなどを対象とした「遊戯療法」は、一定の遊具を備えた遊戯療法室（プレイルーム）で、心理士（カウンセラー）とともに遊びながら、遊びや遊具を通してさまざまな感情を表現したり、内面の葛藤を表現したり、行動習慣を修正したりしていく心理療法です。その他、用意されたさまざまなミニチュア（人間、動物、樹木、建造物など）を砂箱の中に置いて、自分の心象風景を構成したりその意味を理解していく「箱庭療法」や、音楽演奏・ダンス・描画・コラージュなどを表現媒体とする「芸術療法」、社

会生活上の問題を修正するために、自己を表現したり他者の気持ちや立場を理解することを、実際の場面同様に行ってみる「演劇（サイコドラマ）」なども非言語的心理療法に分類されます。

　心理支援では、クライエントの状況やニーズに合わせて、どの学派の心理療法を選択するかに加え、個人心理療法か集団療法かそれらの併用かといった面接様式や、表現媒体の選択も必要です。心理支援を提供する際には、こうした幅広い可能性の中で、支援の方法を選択し、調整していくことが求められています。

(2) 薬物療法

　心理支援で用いられる中心的な方法は言語・対話です。そのため心理療法などの心理支援を学習するためには、対話を通じたトレーニングが必要です。しかし、心理療法や心理カウンセリングを目的に来談するクライエントの中には、すでに医療機関を受診し向精神薬を服用している患者や、身体疾患の治療中である患者が少なくありません。一昔前であれば、副作用が強い向精神薬や、多剤併用（ポリファーマシー）による有害事象などが問題とされることも多くありました。しかし現代では、薬剤改良による安全性や単剤処方の有用性などが向上するとともに、服薬コンプライアンスを高めるための貼付薬や持続性注射剤なども開発されており、治療の選択肢は増加しています。治療や支援の一側面として心理支援があり、心理的な課題であっても現代医療の一部として正しい理解が求められています。

Ⅳ メンタルヘルスの将来

　社会が豊かになっても自殺の多さや精神疾患の増加などメンタルヘルスの問題は解決していません。また、価値観が多様化している現代においては、これまで表面化してこなかった課題も浮き彫りになってきています。例えば、LGBTや国籍・民族的なマイノリティの方々など、これまで専門職が手探りで支援してきた分野や、権利表明が困難な方に代わって権利を代弁・擁護するアドボカシー（advocacy）などの分野においても、メンタルヘルスの支援が求められています。

【注】

(1) ノーレンホークセマ，S.、B. L. フレデリックソン、G. R. ロフタス、C. ルッツ著、内田一成監訳（2015）『ヒルガードの心理学　第16版』金剛出版、p.6。

(2) The American Psychological Association. Society of clinical psychology division 12 of the APA. https://div12.org/（2022年10月18日参照）

(3) 公益財団法人日本臨床心理士資格認定協会　http://fjcbcp.or.jp/（2022年10月18日参照）。

(4) 厚生労働省「まもろうよこころ　自殺対策の概要」https://www.mhlw.go.jp/mamorouyokokoro/taisaku/sesakugaiyou/（2022年10月18日参照）。

(5) 厚生労働省「平成30年版厚生労働白書」。

(6) 厚生労働省「みんなのメンタルヘルス」https://www.mhlw.go.jp/kokoro/know/（2022年10月18日参照）。

(7) 厚生労働省「報道発表資料 自殺・うつ対策の経済的便益（自殺やうつによる社会的損失）」https://www.mhlw.go.jp/stf/houdou/2r9852000000qvsy.html（2022年10月18日参照）。

(8) 佐渡充洋（2015）「わが国における認知症の経済的影響に関する研究」平成26年度厚生労働科学研究費補助金（認知症対策総合研究事業）報告書。

(9) Ando, S., S. Yamaguchi, and Y. Aoki, et al. (2013) "Review of mental-health-related stigma in Japan," *Psychiatry Clin Neurosci,* 67(7), 471–482.

(10) 厚生労働統計協会編（2011）「精神障害領域におけるICFの活用に向けて」*Journal of health and welfare statistics,* 58 (1), 18–26.

(11) 飯島慶郎（2015）「全人的医療とは何か—対人援助のための『生物・心理・社会モデル』—」Kindle版。

(12) 厚生労働省、報道発表資料「令和3年度『過労死等の労災補償状況』」https://www.mhlw.go.jp/stf/newpage_26394.html（2022年10月18日参照）。

(13) 厚生労働省「ストレスチェック等の職場におけるメンタルヘルス対策・過重労働対策等」https://www.mhlw.go.jp/bunya/roudoukijun/anzeneisei12/index.html（2022年10月18日参照）。

(14) Holmes, T. H. and R. H. Rahe (1967) "The Social Readjustment Rating Scale," *Journal of Psychosomatic Research,* 11(2), 213–218.

「人さまざま」な私たちが抱える
心理的課題とその支援

Ⅰ　はじめに

　多様性（diversity）という語がしばしばメディアで取り上げられているように、近年では「個」の尊重を求める声が高まっています。このような社会的な変化の背景には、抑圧された多くの「個」の存在があると推測されます。古代ギリシャ時代の哲学者テオプラストスによる著書『人さまざま』（邦訳1982）のタイトルが表すように、我々は古くから「個」の違いに関心を示し、その特徴や適応不適応について考察を巡らせてきました。哲学から時代を経て派生した近代の心理学は、「人さまざま」な現代人が抱える心理的リスクを理解し、社会のなかで対処する術を探り、その人の生活を豊かにすることを志す学問領域であるといえるでしょう。

　本章では、精神的健康やQuality of Lifeと関わる心の働き、あるいはそれらが満たされない人への支援について、心理学の立場から概説します。また2017年に公認心理師法が施行されたことにより、心理専門職を目指す者の多くは、幅広い専門科目（以下、公認心理師科目とする）を学部教育で修める必要に迫られています。公認心理師科目との対応も考慮しつつ本章は書き進められているため、心理学の要点を押さえた入門文献として、あるいは進路選択を見据えた刺激や材料として、公認心理師を志す学部生に活用してもらえることを期待します。

Ⅱ　「人さまざま」な私たち

　公認心理師科目「感情・人格心理学」では、感情を理解するための学術的な理論、社会における感情の果たす役割、そして感情の機能不全やそれに伴

第17章　「人さまざま」な私たちが抱える心理的課題とその支援──189

う心理的不適応及びその支援について学ぶことができます。また本科目では、このような感情の働きを含め、個人を特徴づける一貫した行動傾向を意味するパーソナリティ（詫摩ほか 2003）について理解することも学修目標とします。

❶ 感情が果たす「さまざまな」役割

ダーウィンの進化論によれば、生存に不利な身体的特徴は世代を経て淘汰され、一方で生存確率を高める特徴は世代を超えて継承されます。自然選択と呼ばれるこのメカニズムはヒトの「心」も例外としません。すなわち、現代の我々に備わる感情や認知の働きの多くは適応的な役割を果たします。例えば、不安や怒りといった感情は、危害を加えてくる恐れのある対象への対処能力を高めるため、逃げる、攻撃するといった行動の準備を促します。そしてこのような行動が速やかに実行されることにより、その個体が危機的状況から脱する確率は高まります。

しかし、同一種族内の個体差が必要以上に小さくなることは、環境の変化へ対応するための柔軟性を低下させることから、結果として種の生存確率を低め得ます。また狩猟採集社会の環境に適応するために進化したと考えられる（長谷川 2001）ヒトの「心」は、高度に発展し複雑化した現代社会において、ときに不適応的な振る舞いをします。すなわち環境次第では危険な対象へのアラーム機能を果たす感情にも個人差が存在し、ときにアラーム機能が過剰に働く、あるいは働くべきところで働かない、といった不具合を起こし得ます。現代社会の抱える大きな問題であるメンタルヘルス不調は、このような感情の機能不全がもたらす結果といえるでしょう。

❷ 「さまざまな」パーソナリティを考える

心理学では、行動や感情、思考といった個人の特徴を要素とする統合的かつ一貫性のある「その人らしさ」をパーソナリティと呼びます。ここでは特に、パーソナリティが心理学の分野でどのように研究されてきたのかを理解するために、代表的なパーソナリティ理論の枠組みである類型論と特性論について概観します。

パーソナリティの基本的な捉え方の一つである類型論は、哲学者テオプラストスによる著書『人さまざま』にて紀元前4世紀頃に初めて登場します。類

型論とは、一定の観点から典型的なパーソナリティ像を設定し、その典型に当てはめることで性格を理解しようとする考え方です。例えば「人さまざま」では、「お節介」や「けち」を含む30種類ものパーソナリティ類型について説明されています。また知名度の高い類型モデルの一つが「血液型性格理論」[1]です。この理論では、その人の血液型とパーソナリティの間に関連性があることを仮定し、4種の血液型（A型、B型、O型、AB型）それぞれをパーソナリティ類型としています。このように複雑なパーソナリティをいくつかのタイプに分類することで、容易に全体像を把握できることが類型論の長所とされています。

　一方で、日常的に接する人たちの間に様々な相違点を認めることができるように、私たちのパーソナリティはたかだか数種類の類型で分類することはできません。すなわち、私たちはパーソナリティについて単に典型的なカテゴリーに当てはめて理解するだけでなく、各要素の違いから捉えることが可能です。このように、パーソナリティがより多くの要素（「特性」と呼ばれる）から成り立つ複雑な構成概念であることを仮定し、その組み合わせによって、個人のパーソナリティを説明するアプローチが特性論です。特性論は類型論に比べ、直観的で全体的な理解が難しいという短所を抱える一方で、個人のパーソナリティについて詳細な記述ができ、個人間での特性ごとの比較を可能とします。

　オールポートによって体系的に構成されたパーソナリティ特性論は発展を続け、現在では特性5因子モデル（Five Factor Model）と呼ばれるパーソナリティ理論がその主役となっています。特性5因子モデルでは、主要なパーソナリティ特性として「外向性（外界に対する働きかけの程度）」「協調性（周囲との協調に関する積極性）」「誠実性（物事を真剣にやり抜こうとする態度）」「神経症傾向（情緒的な安定性）」「経験への開放性（想像力や思考の豊かさ）」の5つを想定し、各パラメータを組み合わせれば個人のパーソナリティを記述できると考えます。また最近では、この5つの特性因子に加え、「正直さ——謙虚さ（ルールや公平性を守ろうとする態度）」因子を加えたHEXACOモデルも提唱され、研究が進められています（Lee and Ashton 2012）。

　このように、パーソナリティの個人差については古くから現代に至るまで、高い関心をもって研究が続けられてきました。近年でも新たなパーソナリ

ティ概念は次々と報告され、基礎研究や臨床研究において幅広く実用性が検討されています。パーソナリティ理論の開発は、目に見えない「心」に枠組みを作る作業であるといえ、心の健康を支援するうえでも大切な研究活動の一つです。

Ⅲ 「人さまざま」な心がもたらす障害

前節で述べた通り、心理学研究はヒトの感情やパーソナリティを理解することを目標とし、様々な理論を構築、検証してきました。その発展の背景にある原動力の一つは、臨床的な支援の必要性です。すなわち、感情やパーソナリティに著しい偏りがあることで、家族をはじめとする他者との関係性に支障をきたす可能性があるため、その効果的な支援法を検討することが社会から求められてきました。

またその成果は現代の心理臨床や、心理学教育にも活かされています。例えば、公認心理師科目「精神疾患とその治療」では、本節で紹介するような精神疾患の基本症状や支援法を詳しく学び、その他身体障害や発達障害、あるいはその付随症状などについては同科目「障害者・障害児心理学」で修得することが求められます。本節では特に、しばしば心理的支援の対象となる気分障害やパーソナリティ障害について概説します。

❶ 感情の誤作動がもたらす「さまざまな」不適応

気分障害とは、感情の機能が正常に働かなくなることに特徴づけられる精神疾患の一群であり、精神症状だけではなく、様々な身体症状も伴います。代表的な気分障害の一つであるうつ病は、抑うつ気分（気分が落ち込む、憂うつさを感じるなど）と、興味関心の低下・喜びの喪失（活動が楽しく感じられない、好きだった趣味が楽しめないなど）を主症状とします。またその他にも、食欲の変化（減ることも増すこともあります）、睡眠障害（睡眠時間の減少・増加、あるいは夜間または早朝の覚醒など）といった身体症状や、希死念慮や自殺念慮（「死にたい」「自殺したい」と考えること）の高まりなど思考に関連する症状も認められます。生活上のストレスがきっかけで発症することが多く、治療によって症状は軽快しますが再発リスクが高いことも特徴です。したがって、上手なストレスコー

ピングを身につける、生活習慣を整えるなど、日々の生活のなかで予防していくことが大切です。

　また希死念慮や自殺念慮は自殺リスクを高めることから、「死にたい」気持ちを周囲が確認した際には、慎重かつ積極的な対応が求められます。自殺リスクの高い者を対象とした効果的な対策として世界各国で進められているのが、ゲートキーパーの養成です。ゲートキーパーとは、自殺の危険を示すサインに気づき、声をかけ、必要な支援へつなげるといった適切な対応を図ることができる人のことであり、しばしば「命の門番」と位置づけられています。ゲートキーパー教育の主な対象として想定されているのは非専門家であり、どのような立場の人間であっても自殺予防に携わることが可能です[2]。

❷ 「さまざまな」パーソナリティの偏りとその支援

　パーソナリティ障害とは、パーソナリティの著しい偏りによって対人関係機能及び社会的・職業的機能に障害をきたす疾患群を指します。DSM-5（American Psychiatric Association 2013）[3]には10種類のパーソナリティ障害の診断基準が示されており、例えば感情状態の不安定さと不適切な対人関係を形成することを特徴とする「境界性パーソナリティ障害」や、過度な几帳面さや完全主義的な思考に特徴づけられる「強迫性パーソナリティ障害」などが代表的です。このように一見全く異なる症状や特徴を示すパーソナリティ障害ですが、パーソナリティ特性の一部に極端な特徴が認められ、感情のコントロール、対人関係、認知や思考といった様々なレベルで不適応に至り、生活上の困難へとつながりやすい点は共通しています。

　このように、パーソナリティが単なる個人差の範囲を超え、その偏りが生活を困らせる程度まで膨らんだ状態がパーソナリティ障害という疾患です。久しぶりに再会した友人の性格が大きく変わらないのと同様に、パーソナリティは比較的一貫した特徴であり続けます。したがってパーソナリティ障害の治療では、「その人らしさ」と向き合うことで他者との関わりや生活を見直し、当人が生きやすいよう変化・成長していくことを目標とします。

Ⅳ 「人さまざま」な困難とその支援

　「感情」を表に出すこと、「自分らしさ」を主張することの重要性が叫ばれている昨今ですが、これらの特徴が極端な形を取ることで「生き辛さ」につながり得ることを前節で確認しました。本節では、「人さまざま」な私たちが生活のなかで抱える困難及びその支援について、それぞれの領域から確認していきます。前節で概観したような障害を抱えないために（予防）、あるいは抱えてしまっても生活上の困難を軽減できるように（介入、治療、支援）、心理学研究の様々な知見が社会では活かされています。

❶ 子どもたちが抱える「さまざまな」問題

　思春期は、情緒的に不安定な時期であることが一般的に知られています。その一方で、精神発達が不十分な中学生や高校生に対しても、大人や社会は規範に従うことを要請します。このようなギャップに上手く適応できない子どもは、ときに不適応行動（いじめ、不登校、非行など）という形で、その未熟さを表出することがあります。また精神疾患の多くが10代のうちに発症することからも（Kessler, et al. 2005）、学校場面でのメンタルヘルスケアは重要とされています。「教育・学校心理学」をはじめとするいくつかの公認心理師科目では、これらの問題に取り組むうえで重要なポイントについて学ぶことが可能です。

　それでは学校場面ではどのような問題が生じ、その問題に対して心理学はどのような貢献をしているでしょうか。文部科学省が例年実施している「児童生徒の問題行動・不登校等生徒指導上の諸課題に関する調査」では、児童生徒が抱える問題行動や不適応に関する詳細な統計情報が公開されています。ここでは特に、この調査報告で大きく紙幅を取って報告されている「いじめ」と「不登校」の問題について、心理的援助の観点から概説します。

　いじめは文部科学省（2013）によって「児童生徒に対して、当該児童生徒が在籍する学校に在籍している等当該児童生徒と一定の人的関係のある他の児童生徒が行う心理的又は物理的な影響を与える行為（インターネットを通じて行われるものも含む。）であって、当該行為の対象となった児童生徒が心身の苦痛を感じているもの」と定義づけられています。特定の行為によって定義されないことが大きな特徴ですが、近年では特にネットやSNSが舞台となること

も多く、大人による発見がより一層難しくなりました。一方で、法整備など
が行われた結果として近年では認知件数が増加しており（文部科学省 2022）、支
援の手は着実に広がりを見せています。

　教育現場で実施されるいじめ対策として、最も重要なことが予防活動です。
具体的には、いじめの定義や発見後の相談・報告方法などを教育する、児童
生徒の心身の変化に気づけるよう日常的にコミュニケーションをとる、と
いった教師からの働きかけにより、いじめが重篤化する前に介入できる可能
性が高まります。またスクールカウンセラーとして働く公認心理師は、相談
先として周知してもらえるよう日頃から積極的に児童生徒と関わることで、
いじめの火種が小さなうちに発見し、消火活動に携わることを目指します。
このように、いじめ発生の予防を目的とし、教師と連携しつつ児童生徒を見
守ることが公認心理師には求められます。

　また不登校もいじめと同様に、教育場面で援助対象となりやすい問題の一
つです。不登校は文部科学省（2022）による「何らかの心理的、情緒的、身体
的、あるいは社会的要因・背景により、登校しない、あるいはしたくともで
きない状況にあるため年間30日以上欠席した者（病気、経済的な理由を除く）」と
いう定義に基づき統計がとられていますが、不登校児童生徒数はともに増加
傾向にあります。不登校に至った背景は多様であり、教師やスクールカウン
セラーなどは、それぞれ児童生徒が抱える問題や課題に合わせて関わりをも
つことが必要です。また文部科学省は、不登校支援の方針として、学校への
登校だけを目標とするのではなく、児童生徒の個別性や主体性を尊重し、あ
くまで社会的な自立を目指すことを掲げています。すなわち「学校へ行かな
い」という選択に対する主体性をときには認めつつ、児童生徒の状態、価値
観、モチベーションの個別性に向き合い支援することが求められます。

　以上のような問題に対して、各児童生徒に合わせた個別の対応が教育場面
では求められます。近年では「チーム学校」（文部科学省 2015）の考えに基づき、
担任をはじめとする教師や養護教諭、スクールカウンセラーなどがチームを
形成し、個別ケースの対応にあたることが一般的です。公認心理師などの心
理専門職は「裏方」として教師をサポートすることが求められ、また教師も
教育相談などの形で生徒の支援に携わります。十分に機能するチーム体制を
日頃から構築しておくことは、児童生徒への支援効果を高めるだけなく、教

師が抱えるストレスの軽減にもつながることから、重要な業務の一つである
といえます。

❷ 労働者が抱える「さまざまな」困難

　情緒的に不安定な時期を乗り越えた成人期以降も、社会との関わりのなか
で心理的不調に陥ることがあります。10代20代の自殺対策が注目されがちで
すが、年齢別の内訳としては30〜70代の自殺者数が概ね上回っているのが現
状です。特に中高年男性の自殺者数が多く、その背景には援助希求性（助けを
求める力）の低さも要因として潜んでいます。したがって、ストレスを抱え込
み、自殺という「最終手段」が選択されてしまう前に、支援の手が伸ばせる
ような環境の構築が社会や企業には求められています。ここでは、現代の労
働者が置かれている環境と、その心理的不適応のリスク及びその支援につい
て概観します。

　産業環境は、第二次世界大戦を境に大きく変化し、企業の使用者（社長や役
員など、雇用する側の人材）及び労働者（企業に雇用される側の人材）に求められる役
割や労働内容もそれに付随し形を変えてきました。自給自足を前提とした労
働とは異なり、現代の経済は企業間競合の下に成り立ちます。使用者は企業
利益の最大化が期待できる人的資源の活用を考え、労働者はそのヴィジョン
や指針に従い労働に従事します。

　企業の利益に関わる主な要因の一つが作業効率です。すなわち、労働者一
人当たりの「規定の時間内に達成する作業量」が増えると、企業全体で達成
される成果は比例して大きくなります。それでは職場環境をどのように整え
れば、労働者の作業効率が高まるでしょうか。あるいは労働者の立場からす
れば、どのような環境であれば意欲的に労働に取り組もうと思えるでしょう
か。これらの問いに対する答えを探す学問領域が公認心理師科目「産業・組
織心理学」です。

　産業・組織心理学は「働く人の心身の健康や仕事の効率などに関する基礎
的・応用的な研究を行い、それを産業・組織において生じる多様な問題に応
用するもの」として定義され（新田 2019）、従業員個々人の成長や、効率的、健
康的な組織を形成することなどが役割として期待されています。企業におけ
る経営活動の全般が関わることから、その研究対象は広範なものとなります。

山口（2020）によれば「組織行動」、「人的資源管理」、「安全衛生」、「消費者行動」の4つの分野に大別することが可能です。

　安全衛生の領域では、働く人々の心身の健康をケアする方法を探ることを目的とした研究が行われています。労務に従事したことによって、労働者がケガをする、病気になる、あるいは死亡する、といった被害を被った場合には、労働災害が認定されます。過労やパワハラなど精神的ストレスによって発症した精神疾患（うつ病、適応障害など）や、その結果として生じた死（過労死、過労自殺）も同様に労働災害に含まれ、その予防段階で公認心理師が介入することもあります。

　厚生労働省（2012）は職場のメンタルヘルス対策として「4つのケア」を挙げています。すなわち、労働者自身がストレスへ気づき、対処する「セルフケア」、職場環境などの把握や改善、労働者からの相談対応など「ラインによるケア」、企業内に配置された専門家による援助を指す「事業場内産業保健スタッフ等によるケア」、そして外部の専門家、専門機関と連携しつつ職場の環境を整える「事業場外資源によるケア」の4ステップです。各ステップで十分な環境が整うことで、労働者のメンタルヘルス不調は減少すると考えられており、その各々のステップに携わり、労働者の心の健康を守ることが、公認心理師には求められています。

Ⅴ 終わりに

　「人さまざま」な私たちが抱える困難や障害、その支援について本章では概観してきました。最後に、筆者が専門とする「投影法」の紹介をもって、本章を締めくくらせていただきます。投影法とは、曖昧な（解釈する余地のある）刺激に対する被検査者の反応から「その人らしさ」を推測する心理テストの一種です。例えば、投影法の一つとされるロールシャッハ・テストでは、インクのしみでできた模様を示し、「何に見えるか」を問います。私たちが日々視界に入れる、スマートフォンやボールペン、犬や猫などとは異なり、テストに使われる刺激は幾通りもの見え方を提供します。すなわち、見え方に個人差が生まれます。同じ芸術作品を前にしても、同じ印象、感想、感情を抱くことが難しいように、私たちが見ている世界はまさしく「人さまざま」で

す。ロールシャッハ・テストがすくい上げるその絶妙な知覚の個人差は、人と人との間に生まれる軋轢や衝突を生み、それと同時に愛情や興奮を育みます。多様性が認められつつある現代、そしてこれからの未来においては、自身が有する「人さまざま」なオンリーワンを、誰もが安心して抱えられる世界が訪れることを願います。

【注】

(1) 血液型性格理論の妥当性（血液型とパーソナリティの関連）は明確に否定されています。

(2) 厚生労働省「まもろうよこころ」(https://www.mhlw.go.jp/mamorouyokokoro/) では、ゲートキーパー研修をはじめとする自殺対策の取り組みを学ぶことが可能です。また希死念慮、自殺念慮の高い（「死にたい」気持ちを抱えている）人に向けた相談窓口も案内されており、自殺予防関連の情報がまとめられています。

(3) Diagnostic and Statistical Manual of Mental Disorders（精神障害の診断・統計マニュアル）。アメリカ精神医学会（American Psychiatric Association）が作成している、精神障害に関する国際的な診断基準であり、精神医学や臨床心理学の分野で使用されています。

【引用文献】

- 厚生労働省（2012）「職場における心の健康づくり」https://www.mhlw.go.jp/content/000560416.pdf
- 詫摩武俊・瀧本孝雄・鈴木乙史・松井豊（2003）『性格心理学への招待（改訂版）―自分を知り他者を理解するために―』サイエンス社。
- テオプラストス、森進一訳（1982）『人さまざま』岩波書店。
- 新田泰生（2019）「第1章　産業・組織心理学の意義と方法」新田泰生編『公認心理師の基礎と実践20　産業・組織心理学』遠見書房、pp.11–22。
- 長谷川真理子（2001）「進化心理学の展望」『科学哲学』34(2)、11–23。
- 文部科学省（2013）「いじめ防止対策推進法（平成25年9月28日）概要」https://www.mext.go.jp/component/a_menu/education/detail/__icsFiles/afieldfile/2018/08/21/1400030_001_1_1.pdf
- 文部科学省（2015）「チームとしての学校の在り方と今後の改善方策について（答申）」https://www.mext.go.jp/b_menu/shingi/chukyo/chukyo0/toushin/__icsFiles/afieldfile/2016/02/05/1365657_00.pdf
- 文部科学省（2022）「令和3年度　児童生徒の問題行動・不登校等生徒指導上の諸課題に関する調査」https://www.mext.go.jp/a_menu/shotou/seitoshidou/1302902.htm
- 山口裕幸（2020）「第1章 産業・組織心理学の歴史とテーマ」山口裕幸編『産業・組織心理学』（放送大学教材）NHK出版、pp.9–22。
- American Psychiatric Association (2013) *Diagnostic and statistical of mental disorders (5th ed.),* Arlington, VA: American Psychiatric Publishing.（高橋三郎・大野裕監訳（2014）『DSM-5 精

神疾患の診断・統計マニュアル』医学書院。）

• Kessler, R. C., P. Berglund, O. Demler, R. Jin, K. R. Merikangas, and E. E. Walters (2005) "Lifetime Prevalence and Age-of-Onset Distributions of DSM-IV Disorders in the National Comorbidity Survey Replication," *Archives of general psychiatry*, 62(6), 593–602.

• Lee, K. and M. C. Ashton (2012) *The H factor of personality: Why some people are manipulative, self-entitled, materialistic, and exploitive—and why it matters for everyone*, Wilfrid Laurier University Press.（リー，K.、M. C. アシュトン著、小塩真司監訳（2022）『パーソナリティのHファクター──自己中心的で、欺瞞的で、貪欲な人たち─』北大路書房。）

第18章

豊かな学びを保障する
教育を目指して

■ はじめに─持続可能な社会と学校教育─

　"SDGs" という言葉を聞いたことがある方は少なくないでしょう。「持続可能な開発目標（Sustainable Development Goals）」の頭文字であり、2030年までに持続可能でよりよい世界を目指す17の国際目標を指します。それぞれの目標は、貧困、紛争、気候変動や感染症といった深刻な課題の克服を目指すものです。

　実はその目標の1つに、教育に関するものがあります。

　　目標4［教育］　質の高い教育をみんなに
　　すべての人に包摂的かつ公正な質の高い教育を確保し、生涯学習の機会
　　を促進する。　　　　　　　　　　　　　　　　　（国際連合広報局 2016）

　教育を受けられることは、安全に生活できることや差別を受けないことと同様に、持続可能な社会のために必要なことと捉えられています。

　本章は、このSDGsとして掲げられた目標をキーワードに、学校教育の役割と課題についての理解を深めることを目指しています。第Ⅱ節では「すべての人」に向けた学校教育という制度の成り立ちを見通します。第Ⅲ節では「質の高い教育」がどのように探求されてきたかを、教育方法に関する実践と理論の蓄積を紹介しながら論じます。

■ 「すべての人」の権利としての教育

❶ 「すべての人」に向けた学校の成立

　「学校」を大まかに捉えて、「親や地域の人々による自然な養育とは異なる、教育のための施設」として見れば、その歴史は非常に長いと言えるでしょう。

古代ギリシャにはアカデメイアと呼ばれる教育機関があり、哲学や数学等の様々な学問が教えられていました。また、11世紀ごろからヨーロッパ各国では、法学や医学、神学を学ぼうとする学生が集まり教師と契約を結ぶことで、自発的に大学が設立されました。

　しかし、これらの学校は、古代ギリシャであれば「政治参加が可能な市民階級の人々」、中世ヨーロッパであれば「専門的な知識を必要とする職業に就こうとする人々」と、一部の人々にのみ開かれた機関でした。大多数にあたるその他の人々は、家族や地域の中で、その共同体の一員として育てられ、労働力とみなされるまでに身体が成長すれば、一人前の大人として働いていました。

　特定の人々にのみ開かれた教育と区別される、「すべての人」に向けた学校教育、すなわち国民の誰もが無償で学校に通うことを定めた制度を、「近代公教育制度」または「近代学校教育制度」と呼びます。「近代公教育制度」は、18世紀のヨーロッパ諸国において出現し、19、20世紀にかけて世界に普及していきました。こうした制度が求められ、実現したことには、国の力を高めるために国にアイデンティティをおき、愛国心を持った「国民」を養成するため、人々に知的・道徳的教育を行うことで治安を安定させるためといった、いくつかの要因が重なり合っています。その中でも重要なのが、教育を、すべての人間にその機会が保障されるべき権利として捉える考え方です。この考え方は、17世紀から18世紀にかけてヨーロッパやアメリカで起きた、人々が国王や領主に対して自由や平等、政治に参加する権利の獲得を目指して起こした市民革命と深く関わっています。フランス革命期の政治家コンドルセは、立案した教育改革政策の中で次のことを主張しました。彼によれば教育は、人々がそれぞれの才能を発揮できる、働く能力を身につける、法律に定められた権利を行使できるといったことを保障するものです。そして教育を提供することは、国民に対する社会の義務と捉えられるのです（上原 2000）。コンドルセの主張に代表されるような、教育を人々の権利と捉える理念は、「すべての人に教育を」という先のSDGsの目標に通底しています。

❷　日本の学校はいつから？

　日本における「すべての人」のための学校は、1872年、明治維新の改革の一環である「学制」の公布によって始まりました。その直前、江戸時代の日

本は厳重な身分社会でした。教育についても、武士の子弟は「藩校」で武芸や儒教の教養を、庶民は自主的に作られた「寺子屋」や「手習塾」と呼ばれる学習所で生活に必要な読み・書き・算の基礎を学ぶというように、身分によってその機会や内容は異なっていました。また、江戸末期においても子どもの就学率は男児43％、女児10％と推計されており（ドーア 1970）、庶民の学習所には入学と卒業の年齢についてもこれといった決まりはありませんでした。当時の学校は、生活や仕事に必要な知識を身につける場ではあったものの、誰もが通うことが制度によって保障されているものではなかったのです。

「学制」の理念や重要性を宣言した「学制布告書」の冒頭には、今後は誰もが学校に通うべしということに加えて、人が身を立てて出世するためには学校に通って勉強に励まなければならない、といった内容が書かれています。それまで、学問とは身分の高い人々のためのものであるという考え方が一般に受け入れられていました。ところが学制序文では学ぶことを個人の成功や幸福に結び付けており、当時の支配的な考え方を転換させようとするものでした。

「学制」による国民皆学は、当時の人々の生活様式との落差や、教育費を保護者や地域に負担させるシステムであったことから、すぐには実現しませんでした。しかし、国民生活の実情を反映し制度の改正が重ねられていく中で、明治末期には90％以上の子どもが小学校に通うようになりました。

■ 「質の高い教育」を支える教育方法の学

SDGsに掲げられた目標に戻ると、そこには「質の高い教育」という言葉が含まれています。誰にとっても学習の権利が保障されるためには、上に見てきたような制度の拡充だけでは十分ではありません。たとえ毎日学校に通って授業を受けていても、そこで経験する学びが、定期テストや入学試験が終わったら二度と思い出さないような、自分の人生に全く結びつかないようなものであれば、真に教育の機会が提供されているとは言えないでしょう。教室で「質の高い学び」が経験されて初めて、教育を受ける権利は実質的に保障されます。以下では、教育方法に関する実践や理論を取り上げ、子どものよりよい学びを支える知について考えていきます。

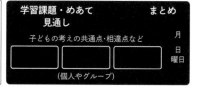

板書

板書計画を立てましょう。	**板書例**

板書計画を立てましょう。
- ●授業の流れが明確になり、指導のポイントがはっきりします。
- ●子どもの思考の流れを想定することにより、発問や活動も見えてきます。
- ●ノート指導にも生かすことができます。

板書例

学習課題・めあて　　　まとめ
　　見通し
子どもの考えの共通点・相違点など
（個人やグループ）
月
日
曜日

指導技術

板書のポイント	具体的な内容
●見やすく、分かりやすい。	□文字だけではなく、図、表、写真、楽譜などを効果的に活用する。 □黒板やICT（電子黒板など）のそれぞれのよさを生かし、効果的に活用する。
●授業の流れが分かる。 ●学び直しができる。	□学習課題→予想→子どもの考え→話合いの内容→まとめなど、一連の流れが分かるようにする。 □大切なポイントは、吹き出しなどで強調する。
●思考力を育てる。	□線囲み、矢印などを用いて板書事項を比較、分類、整理するなどして構造的な板書に努める。
●子どもと共につくる。	□子どもの発言を板書に反映させる。 □「名札」（ネームプレート）を黒板に貼るなど、一人一人の考えや立場を明確にする。

図18-1──「ふくしまの『授業スタンダード』」における板書の説明

❶　教育を法則的・技術的な営みとして捉える

　近年、日本の様々な自治体や学校で、授業づくりや指導について守るべき事項を示した「授業スタンダード」が作成されています。図18-1に示したのは福島県教育委員会が作成したものの抜粋です。教師の板書に関して、ねらいから具体的な技法まで実に様々な注意点が記されていることが確認できるでしょう。

　「スタンダード」という言葉には、どの授業でも守るべき標準という意味合いがあります。そこには、教育を法則化や一般化が可能な一種の技術とみなす見方があると言えるでしょう。こうした立場から、教えたい内容を子どもに確実に身につけさせるための法則や理論が、学校教育の普及以来、様々に提案されてきました。

　日本で学校制度が開始された明治期には、ドイツの教育学者ヘルバルトとその弟子たちが考案した授業の進め方についての理論が日本の教師たちに広

く受け入れられました。山名 (2009) のまとめによれば、ヘルバルトの教授法は、子どもが新しい事柄を認識する際の心の動きを「明瞭 (対象を明確に見る)」→「連合 (心に生じた表象を結びつける)」→「系統 (結びつけられた表象を秩序づける)」→「方法 (秩序づけられた表象を新たに分節化し、応用する)」として一般的に示し、その順序に沿って指導を進めていくというものです。特に学校に普及したのは、ヘルバルトの考えを継承したラインによる、「予備」→「提示」→「比較」→「総括」→「応用」からなる五段階教授でした。今日でも、学校で授業の流れを計画するために作成される学習指導案の形式は、多くの場合「導入」→「展開」→「終末」等と、役割の異なる複数の段階から構成されています。子どもの認識の流れを想定し、その順序に沿うように指導を計画していくという点において、ヘルバルト (派) の考えは今日においても影響を残しています。

　また、アメリカでは1950年代ごろから、目標に沿って授業を行い、子どもがその目標をどれだけ達成できたかを把握する方法が探求されてきました。タイラー (1978) は、①教育目標の設定、②目標を達成できるような教育的経験の選択、③教育的経験の組織、④目標を基準とした評価方法の設定からなる、カリキュラムと授業の合理的な計画方法を示しました。

　タイラーの教え子であるブルーム (1973) は、タイラーの研究を発展させ、教育目標を分類し叙述するための枠組み「ブルーム・タキソノミー」を開発しました。ブルーム・タキソノミーでは、子どもに達成させたい学習成果を、覚えたり考えたりといった知的なはたらきに関わる「認知領域」、態度や価値観に関わる「情意領域」、体を使った技能に関わる「精神運動領域」の三領域に分類します。そして、それぞれの領域について低いレベルから高いレベルに進んでいく累進的なカテゴリーが設定されています。例えば「認知領域」には「知識」「理解」「応用」「分析」「総合」「評価」という主要カテゴリーがあり、「知識」を身につけることは「理解」の必要条件であり、「理解」することで「応用」が可能になる……というように、学びの深さを区別して捉えることができます。こうした枠組みに沿って授業中の課題やテストを作成することで、子どもが授業の内容をどれだけ身につけたかを、教師が詳細に把握できることが意図されているのです。

　最後に、システマティックに組織された指導法の例として、心理学者のス

キナーが提唱した「プログラム学習」を紹介します。スキナーは動物実験により、ある行動をした時にエサなどの報酬を与えることで、その行動の頻度を増やすことができることを明らかにしました。この知見を教育に応用したのがプログラム学習です。プログラム学習は、学習者が受け身でなく自ら行動する（「積極的反応」）、回答に対してすぐに正誤や解説が示される（「即時確認」）、簡単な課題から複雑な課題へと段階を追って進められるようにする（「スモールステップ」）、学習者が自身のペースで進められるようにする（「自己ペース」）といった原理によって構成されています（Skinner 1958）。複雑な内容であっても、それらを分割して系統的に配列し、それぞれの理解を問う設問に答えさせていけば、着実に習得できるというわけです。さらにスキナーは、プログラム学習の原理にもとづき、子どもが教師を必要とせず学習を進めるための教具「ティーチング・マシン」の開発にも取り組みました。こうした発想は、コンピュータの普及に伴い「CAI（コンピュータ支援教育）」に引き継がれ、さらに今日ではYouTubeやAmazonの「あなたへのおすすめ」のように、子どもが自らの学習履歴に応じた適切な課題に取り組めるようにする「アダプティブラーニング（適応学習）」へと発展しています。

❷ 教育を個性的・即興的な営みとして捉える

　以上に見てきた理論や技術は、〈誰が・何を〉教える場合にも有効な方法を目指して考えられていると言えるでしょう。一方で、例えば授業スタンダードに対しては、教師が自らの授業をデザインする力を弱める、子どもの多様なニーズ（とりわけ、特別な支援が必要な子どもや文化的マイノリティに属する子どものニーズ）に応答できないといった懸念が指摘されています（勝野 2016）。授業は個性をもった人間が関わり合って成り立っています。そのため、どうしてもパターン化になじまない側面があります。教育実践を、他ならぬ〈この先生〉と〈この子〉との間で成立する一度限りの出来事と見るなら、教師が実践を改善したり自らの力量を向上させたりするには、どうしたらよいでしょうか。アメリカの哲学者ショーン（2001）による専門職の研究は、こうした問題を考える助けとなります。

　ショーンによれば、「専門家とは何か?」と聞かれて私たちが一般にイメージするのは、医師や法律家のように専門分野の体系的な知識や原理を学び、

これを現場の問題に応用していく「技術的熟達者」です。前項で見てきた理論や技術は、一般的な法則があり、それを教室で応用するもの、という見方で教育方法を捉えているため、教師の仕事をこのモデルのように見ていると言えそうです。ところが、現代の専門家はクライエントと連携しながら現場で問題を解決する「反省的実践家」であり、その専門性は「技術的熟達者」のそれとは異なるとショーンは述べます。彼によれば、「反省的実践家」の専門性は、仕事のただ中で発揮される知や省察（振り返り）にあります。「反省的実践家」は、自らの知識と経験（これを「実践の理論」と呼びます）により対処できる業務であればスムーズに仕事を遂行していますが、「実践の理論」が及ばない複雑な事態に直面した時は、思考を総動員して何らかの行動を起こし、事態の解決を試みます。そして、事態を何とか乗り切った後で、「あの判断は正しかったのだろうか」などと自らの行為を振り返り、後に活きるような教訓を引き出します。リアルタイムの「行為の中の省察」とそれを振り返る「行為についての省察」を何度も行き来することで、「反省的実践家」は成長していくのです。

　教師をこのような「反省的実践家」として捉えると、子どもの関心や思考、それらを察知する教師の判断のような、授業を成り立たせている様々な動因に注目することが、教育実践を評価したり改善したりするための鍵となります。

　佐藤・岩川・秋田（1991）は、教師が授業において発揮している思考の特徴を明らかにするために、高い評価を受けている熟練教師5人と新任教師5人に1人ずつ同一の授業のビデオ記録を視聴してもらい、教師が視聴中に話した感想（の記録）と視聴後に記したレポートを比較しました。その結果、熟練教師の実践的思考として、次のような特徴が明らかになりました。

　第一に、発話とレポート記述の量を比較すると、両者の差はレポートの記述よりも発話の量において顕著であり、熟練教師は刻々と変化する状況に活発に反応していました（「即興的思考」）。第二に、発話の内容を比較すると、熟練教師は教室の雰囲気や子どもの身体が発するメッセージ、リズムやテンポを詳細に捉えていました（「状況的思考」）。第三に、何についての発話かを「教授」（教師が教える様子）と「学習」（子どもが学ぶ様子）に分けると、初任教師はいずれかの視点に偏っていましたが、熟練教師は両方の視点を行き来しなが

表18-1 ── 学習に関する命題の種類別平均命題数及び比率

		事実	印象	推論
熟達者	命題数（SD） 比率（%）	3.4 (2.4) 8.4	14.2 (6.1) 35.0	23.0 (17.0) 56.7
初任者	命題数（SD） 比率（%）	5.4 (3.9) 24.5	15.8 (18.1) 71.8	0.8 (1.0) 3.6

（出所）佐藤・岩川・秋田（1991）より筆者作成。

ら教室の出来事を把握していました（「多元的思考」）。第四に、発話の内容を「事実」、「印象」、事実の原因や展開の予測を推測した語り（「推論」）に分類して比較した結果、新任教師の発話の大部分が「印象」であり「推論」がほとんど見られなかったことに対して、熟練教師は発話の半分以上が「推論」でした（表18-1）。つまり、熟練教師は授業における様々な情報を関連づけて事実の深層に迫ろうとしているのです（「文脈化された思考」）。最後に、レポート内容の比較からは、初任教師の場合は授業過程の時々の印象を時系列にしたがって記述したものがほとんどであったことに対し、熟練教師はビデオ記録から見取った事実を構造化することで授業の中心となる問題や主題を探るという方略が見られました（「思考の再構成」）。

　優れた教師のイメージとして、子どもの声に耳を傾けながら臨機応変に授業を進めていく姿が、この研究からは浮かび上がってきます。佐藤はこの研究をふまえ、教師が力量を高めるためには、一般的な知識を教えるような講習よりも、一つの授業を複数人で検討し、各々の実践の解釈を共有するような同僚同士の研修が効果的であると主張しています（稲垣・佐藤 1996）。

　また、子どもに焦点を当て、学ぶ姿そのものを丹念に見つめることで、豊かな学習がどのように成立しているかに迫る「授業分析」のアプローチを最後に紹介しましょう。

　杉本（2008）は、地域に残る和紙づくりを教材とした小学校6年社会科の授業を、「ずれ」という概念に着目して分析しました。「ずれ」とは教育学者の上田薫により提示された概念で、教師や子どもが各々の立場から目標を追究していく中で起こる、食い違いや対立の場を意味します。また、単なる考えの不一致ではなく、その対立を通して自他の主体性を深く理解し合い、追究

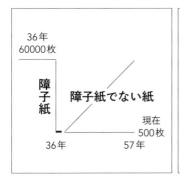

ぼくの質問はN子さんは障子紙でない紙が売れたからつづけることができたといったけど6万うっていてストンとやめて 障子紙でない紙とストンとやめた時の所から少しはなれて障子紙でない紙が売れているから その少しはなれた所（は）<u>少なくみても2〜3年もあるんだから つづけることができなかったんじゃないか。</u>
　ぼくの考えは、井谷さん家にいった時につづける理由はなんですかとしつもんした時　和紙作りは楽しいからできた時ぼくたちもうれしかったから <u>くらしが苦しくてもつづけたんじゃないか。</u>

（下線は杉本）

図18-2──井谷さんの和紙の生産量のグラフと子どもの発言

（出所）杉本（2007）より作成。

が深まっていく契機と考えられています。子どもたち同士、教師と子ども、子どもと学習課題の間に「ずれ」が表れてくることが、主体的な学習が成立する鍵であるという見通しから、杉本は発言記録に表れた子どもの学習の過程を分析しました。

　分析事例では、「周囲の人々が紙すきをやめていく中で、井谷さんはなぜ和紙づくりを続けられたのだろう」という問いを追究する中で、「障子紙でない紙が売れ出したから」という意見に対し、障子紙の生産を一度止めてから障子紙でない紙が売れ始めるまでに2〜3年の空白期間があるという反論が出された時に、空白期間における井谷さんの生活状況への認識に「ずれ」が生じます（図18-2）。そこから子どもたちは「ずれ」の場である空白期間に着目して、井谷さんの生活状況や取り組み、地域の手すき和紙が受けた機械すき紙の影響、その中で井谷さんがどのような工夫を重ねてきたかを、熱心に追究していきました。

　杉本はこうした過程を、子どもの認識と（教材として出会われた）事実の「ずれ」や、子ども同士の認識の「ずれ」が相互に関連し合って学習が深まっていったと考察しています。そして、そこから得られる示唆として、子どもが主体的に学ぶためには、教師の主導性を弱めて授業の進行を子どもに任せれば良いのではなく、目標や計画に沿って授業が進む中で生じてくる子どもの認識やその「ずれ」を把握し、授業に活かしていくことが重要だと述べています。

Ⅳ おわりに─「生涯学習」する教師─

　本章では、教育は人として生きていくための「権利」として捉えられていることを確認し、その権利が実質を伴ったものになるための、「質の高い教育」に向けた実践的・学術的な探求の一端を取り上げてきました。

　「質の高い教育」について、明らかに失敗と分かるものはあっても、「こうすれば間違いない」と言えるような万能薬のような方法は、おそらくは存在しません。ところで、冒頭に示したSDGsの目標について、「生涯学習の機会を促進する」という箇所をここまでに取り上げられませんでした。やや強引に結びつけるならば、「質の高い教育」の実現のためにはまずは教師が「生涯」学びを止めないことが、唯一の道なのではないでしょうか。教育に関する理論や、高く評価される過去の実践に対して、それらを鵜呑みにするのではなく、〈目の前のこの子にとって〉の意味を問い続けることで初めて、過去の蓄積を実践に活かすことになると考えています。生涯学び続ける学習者を育てるためには、何より教育者が学び続ける者でなければならないでしょう。

【引用文献】

- 稲垣忠彦・佐藤学（1996）『子どもと教育　授業研究入門』岩波書店。
- 上原秀一（2000）「コンドルセ」教育思想史学会編『教育思想辞典』勁草書房。
- 勝野正章（2016）「自治体教育政策が教育実践に及ぼす影響」『日本教育政策学会年報』23、95–103。
- 国際連合広報局（2016）「我々の世界を変革する─持続可能な開発のための2030アジェンダ─」。
- 佐藤学・岩川直樹・秋田喜代美（1991）「教師の実践的思考様式に関する研究（1）─熟練教師と初任教師のモニタリングの比較を中心に─」『東京大学教育学部紀要』30、177–98。
- ショーン，ドナルド著・佐藤学・秋田喜代美訳（2001）『専門家の知恵─反省的実践家は行為しながら考える─』ゆみる出版。
- 杉本憲子（2008）「授業における『ずれ』に関する一考察─上田薫の『ずれ』の概念の検討と事例の考察を通して─」『教育方法学研究』33、121–131。
- タイラー，R. W. 著、金子孫市監訳（1978）『現代カリキュラム研究の基礎』日本教育経営協会。
- ドーア，R. P. 著、松居弘道訳（1970）『江戸時代の教育』岩波書店。
- ブルーム，B. S.ほか著、梶田叡一ほか訳（1973）『教育評価法ハンドブック─教科学習の形成的評価と総括的評価─』第一法規出版。
- 山名淳（2009）「ヘルバルトから新教育へ」今井康雄編『教育思想史』有斐閣。
- Skinner, B. F.（1958）*Teaching machines. Schinece*, 128, 967–977.

■**執筆者一覧**（執筆順。〔 〕内は研究分野）

西尾 敦史（にしお あつし）── まえがき、第1章担当
愛知東邦大学人間健康学部教授・学部長〔地域福祉、地域防災〕

丸岡 利則（まるおか としのり）── 第2章担当
愛知東邦大学人間健康学部教授〔社会福祉学〕

藤沢 真理子（ふじさわ まりこ）── 第3章担当
愛知東邦大学人間健康学部教授〔地域福祉、地域防災〕

三好 弥生（みよし やよい）── 第4章担当
愛知東邦大学人間健康学部教授〔介護福祉、高齢者福祉〕

渡辺 弥生（わたなべ やよい）── 第5章担当
愛知東邦大学人間健康学部准教授〔看護学〕

上田 裕司（うえだ ゆうじ）── 第6章担当
愛知東邦大学人間健康学部准教授〔学校健康教育学〕

尚 爾華（しょう じか）── 第7章担当
愛知東邦大学人間健康学部教授〔予防医学、公衆衛生学、地域の健康増進〕

大勝 志津穂（おおかつ しづほ）── 第8章担当
愛知東邦大学人間健康学部教授〔スポーツ社会学〕

石渡 靖之（いしわた やすゆき）── 第9章担当
愛知東邦大学人間健康学部教授〔チームマネジメント、サッカー〕

小島 正憲（こじま まさのり）── 第10章担当
愛知東邦大学人間健康学部准教授〔体育科教育学〕

中野 匡隆（なかの まさたか）── 第11章担当
愛知東邦大学人間健康学部助教〔運動生理学〕

木野村 嘉則（きのむら よしのり）── 第12章担当
愛知東邦大学人間健康学部助教〔体育方法学、身体教育学、スポーツ科学〕

芝 純平（しば じゅんぺい）── 第13章担当
愛知東邦大学人間健康学部助教〔ストレングス＆コンディショニング、トレーニング科学〕

橘 廣（たちばな ひろ）── 第14章担当
愛知東邦大学人間健康学部教授〔教育心理学、発達神経心理学〕

山村 伸（やまむら しん）── 第15章担当
愛知東邦大学人間健康学部准教授〔スポーツ心理学、体育科教育学〕

吉村 道孝（よしむら みちたか）── 第16章担当
愛知東邦大学人間健康学部准教授〔臨床心理学、睡眠〕

松田 凌（まつだ りょう）── 第17章担当
愛知東邦大学人間健康学部助教〔臨床心理学〕

丹下 悠史（たんげ ゆうし）── 第18章担当
愛知東邦大学人間健康学部助教〔教育方法学〕

人間健康学

2023年2月28日 第1版第1刷発行

編著者	西尾敦史・大勝志津穂・尚爾華
発行	有限会社 唯学書房
	〒113-0033
	東京都文京区本郷1-28-36 鳳明ビル102A
	TEL 03-6801-6772／FAX 03-6801-6210
発売	有限会社 アジール・プロダクション
印刷・製本	中央精版印刷株式会社
デザイン／DTP	平澤智正

©NISHIO Atsushi et al. 2023 Printed in Japan
ISBN978-4-908407-36-9 C3036